역사 속의
전염병과 한의학

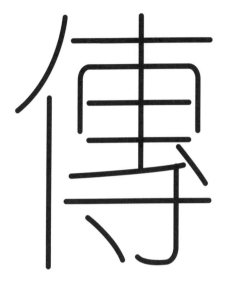

8 한국국학진흥원 교양학술 총서
고전에서 오늘의 답을 찾다

역사 속의
전염병과 한의학

한국국학진흥원 연구사업팀 기획 | **송지청** 지음

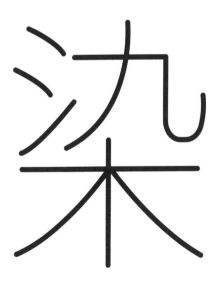

은행나무

차 례

머리말 6

1장 **전염병과 한의학**

 1 전염병의 시대

   중국 역사에 전염병이 등장하다 11

   전염병은 홀로 발생하지 않는다 21

   2019년 코로나바이러스의 등장 25

 2 소아 전염병

   호환 30

   마마와 마진 34

 3 전쟁과 전염병

   전쟁과 의학 49

   군인과 의학 59

   전쟁과 전염병의 전파 63

2장 **의학이론의 발달 과정**

 1 의학이 발달할 수 있었던 전기

   송나라 과학기술의 발전 71

   송나라 의학의 발전 80

 2 의학의 발달

   전쟁속의 의학 : 북송의 멸망과 금·원의 등장 87

   새로운 의학의 등장 90

3 전염병에 대한 인식

전염병이 나타나는 조건 97

전염병에 대한 인식의 확장 99

3장 한의학에 대하여

1 자연 속의 한의학

자연과 한의학 105

2 생활 속의 한의학

돼지고기 115

닭고기 124

파 134

부추 143

염교(중국 파) 144

아욱 145

3 전염병에 대한 한의학적 치료 147

맺음말 157

참고문헌 158

머리말

우리는 2020년 새해를 공포와 두려움으로 맞이했다. 2022년 2월 하루에 수십만 명의 코로나19 확진자가 발생하고 있지만, 당시만 해도 번호를 붙여 환자를 관리할 정도로 아주 소수의 확진자만 보고되었다. 그럼에도 불구하고 당시의 불안함과 걱정은 지금의 수 배, 수십 배는 더 되었다. 필자도 이 상황이 곧 끝나겠지 하는 마음이 있었다. 만 2년이 넘도록 전염병에 힘들어할지는 상상도 못하였다.

작년 봄 한국국학진흥원으로부터 연락을 받았다. 시리즈로 발간되고 있는 국학교양총서에 관한 것으로 2022년도 출간될 교양서 집필에 관한 것이었다. 필자는 글쓰기에 부족함을 많이 느끼고 있어 사양하였으나, 그동안 한국국학진흥원의 도움으로 고의서 열람과 더불어 소중한 자료를 얻어 논문도 쓰고 학술대회서 발표한 바도 있어 일부러 연락까지 받은 마당에 이를 거절할 명분이 없었다.

이 글은 다음과 같이 구성하였다. 1장에서는 한의학

에서 전염병을 어떻게 다루었는지 살펴보았다. 먼저 중국 역사에 등장한 전염병과 동아시아에서 발생한 전염병의 특징과 현 코로나바이러스에 대해서 언급하였다. 또한 소아 전염병을 살펴보았다. 그중에서도 콜레라, 마마, 홍진을 통해 한의학 관점의 소아 전염병을 소개하고자 하였다. 마지막으로 전쟁과 전염병의 관계에 대해 이야기하였다. 2장에서는 전염병에 대처하기 위한 동아시아인의 노력에 대해 이야기하였다. 이를 위해 의학이 발달하게 된 계기를 과학사적인 측면에서 살펴보았고, 전염병에 대한 인식 과정을 살펴보았다. 3장에서는 한의학의 일반적인 내용을 소개하였다. 그중에서도 자연과 닮은 한의학을 설명하고, 생활 속에 활용된 한의학적 치료법과 궁중에서 사용된 납약에 대해 이야기하였다.

교양서로서 본인의 글이 현시대에 일말이라도 도움이 되었으면 하는 마음으로 시작하였다. 글이 나오기까지 도움을 주신 한국국학진흥원에 감사 드린다.

1장

전염병과 한의학

1 전염병의 시대

중국 역사에 전염병이 등장하다

중국 의학사에서 주요 의학론醫學論이 등장한 시기를 살펴보면, 한대漢代, 금원대金元代, 명청대明淸代로 볼 수 있다. 한대는 한문화권이 형성된 시기로 의학 분야만 유별나게 대두된 것은 아니지만, 종이가 발명되면서 의학에 대한 기록이 본격적으로 남게 되었고, 최초의 한의학 이론서인『황제내경黃帝內經』과 외감外感 질환에 대한 전문 이론서인『상한론傷寒論』등이 등장하였다. 또한 금원대와 명청대는 각각 육기六氣와 장부臟腑에 대한 이론, 즉 온병학溫病學으로 대표되는 열성 전염병과 온열 질환이 등장했기 때문에 주요한 시기로 간주한다. 필자는 뒤에 이 내용을 다룰 것이다.

한나라 시기 장사長沙 태수太守를 역임했다고 알려져

있는 장중경張仲景은 당시 외감병 전문의였다. 역사적으로 로 장사 태수를 역임한 사람 중에 장중경이라는 사람은 없지만, 그의 의학적 업적을 기리기 위해서인지는 몰라도 한의학을 전공하는 사람들은 장사 태수라고 하면 바로 장중경을 떠올린다. 아무튼 장중경이 저술한『상한론』은 외감 질환, 즉 외부의 사기邪氣가 인체에 들어와 질병 변화를 일으키는 과정과 그 해결 방법을 제시한 이론서이자 임상서다. 그 내용을 살펴보면 외부의 사기인 풍한서습조화風寒暑濕燥火의 육기가 병의 원인이 되고, 이 가운데 풍한사風寒邪가 주요 원인이라고 하였다. 그럼에도 서명으로 '상한傷寒'을 사용한 것은 한사寒邪에 상傷한 질병이 자주 발생하였기 때문에 나머지 원인으로 인해 발생하는 질병을 모두 포괄하였다고 볼 수 있다. 상한은 현대 질병으로 말하면 감기에 해당하는데 예나 지금이나 감기는 흔한 병이지만 인류를 괴롭혀 온 질병이었다.

『상한론』은 후대에도 많은 영향을 미쳐서 당대 손사막孫思邈도 저서인『비급천금요방備急千金要方』과『천금익방千金翼方』에도 소개되었으며, 송대에는 성무이成無已와 같이『상한론』을 전문적으로 연구하는 사람도 등장하여 상한론을 주로 연구하는 사람을 상한학파傷寒學派라 부르게 되었다.

『상한론』에 대한 연구는 출간된 지 2,000년이 지난 지금도 한의사와 한의학을 전공하는 학자들에 의해서 진행되고 있다. 『상한론』은 의학이론뿐만 아니라 진단, 치료 원칙, 본초, 처방 등을 제시하고 있고, 질병의 예후를 서술하고 있으며, 의사가 진단을 잘못하여 약을 잘못 사용했을 경우에 대한 해결책도 언급하고 있어서 한약을 짓고 질병을 치료하는 데 가장 기본적인 텍스트가 되었다.

시대가 변하면서 『상한론』의 한계에 대해 지적하는 사람들이 있었다. 외감 질환으로서 그 원인이 풍한서습 조화의 육기에 있다고 간주했던 상한학파들의 인식과는 달리 어떤 질병은 육기와는 전혀 다른 원인에 의해 발생한다고 생각한 사람들이 등장하였다. 바로 '온병溫病'이라는 질병이다. 사실 한대 저서인 『황제내경』에 이미 '온병'이라는 말이 기록되어 있다. 또한 수대隋代 소원방巢元方은 『제병원후론諸病源候論』에서 육기로 발생하는 질환이 아닌 '괴려지기乖戾之氣', 즉 이상한 기운에 의해 발생하는 질환이 있다고 주장하였다. 이 질환에 걸리면

한 집안을 멸족시키고 입안문 밖의 사람들에게도 영향을 미친다고 하였다. 현대의 전염병 질환을 표현한 것이다.

하지만 전염병에 대한 인식은 중국 의학사에서 크게 주목받지 못하다가 명청대에 들어와 다시 주목받기 시작하였다. 전국적으로 역병疫病이 돌았기 때문이다. 특히 고열을 동반한 것이 특징이어서 온역溫疫이라고 불렀으며, 전염된다는 사실을 명확히 알았기 때문에 이에 대한 의학적 연구도 활발하게 진행되었다. 이러한 연구는 후에 온역론溫疫論이라 불렀고 더 나아가 고열을 동반한 온열 질환까지 포함하여 온병론溫病論이라 하였다.『상한론』이 등장하고 상한 이론에 대한 연구가 다양해지면서 상한학파가 형성되었듯이 온병에 대한 인식이 등장하였다. 이와 관련된『온역론』,『온열론溫熱論』등의 서적이 출판되는 등 온병에 대한 연구가 다양해지면서 온병학파가 형성되었다.

상한학파와 온병학파는 질병에 대한 인식에 차이가 있었기 때문에 필연적으로 충돌할 수밖에 없었다. 상한을 중시한 상한학파는 상한 개념에 열성 전염병의 원인인 화열사火熱邪가 포괄되어 있으므로 이 질환에 대해 다른 치료법이나 의론醫論이 불필요하다는 입장이었다. 반면, 온병학파는 열성 전염병의 경우, 상한학파가 주장한 육기로 설명하지 못하는 새로운 원인이 있으므로 이런 원인으로 발생한 질병은 그 치료법도 달라야 한다는 입장이었다.

쉽게 생각해 보면 감기로 대표되는 상한과 열성 전염병으로 대표되는 온병은 당연히 치료법도 다를 것이다. 우리가 감기에 걸리면 고열을 동반하는 경우가 있어도 오한惡寒이 있어 추워하므로 대개는 옷을 따뜻하게 입고 따뜻한 음식이나 생강차와 같은 따뜻한 차를 마시곤 한다. 하지만 열성 전염병이라면 어떻겠는가? 해열제가 있어야 할 것이고, 전염되지 않도록 격리를 해야 할 것이다.

외부에서 병사病邪가 침입하여 우리 몸에 질병을 일으킨다는 점은 공통적이지만 나타나는 양상은 전혀 다른 상한과 온병이다. 왜 상한은 한나라 때 등장하자마자 주목받고, 온병은 한나라 때부터 기록이 있고 수나라 때 이미 일족이 멸망할 수 있을 정도로 무서운 질환이라는 인식도 있었지만 이에 대한 논의는 명청대에 가서야 이루어졌을까? 지리적 맥락, 역사적 맥락, 문화적 맥락 등 다양한 요소가 영향을 미쳤을 것이다. 하나의 요소가 다른 요소에도 영향을 미쳐 현상이 복잡하게 전개되었을 것이다.

이제는 상상력을 동원해서 당시의 상황을 살펴보고자 한다.

상한론이 등장한 시기인 한나라는 황하 중심으로 문화를 형성하였다. 한나라가 한반도 북부와 인도차이나 반도 북부까지 정치적 영향력을 미치기는 하였지만, 당대의 지식인들은 주로 전한前漢의 수도인 장안長安과 후한後漢의 수도인 낙양洛陽을 중심으로 활동했을 것이다. 필자는 중국을 10여 차례 방문할 때 장안(지금의 서안西安)과 낙양 일대를 수차례 방문한 적이 있다. 삼복더위인 7월 말이나 8월 초에 방문하기도 하고 건조하고 한랭한 시기인 1월에 방문하기도 했다. 물론 한겨울이 우리나라처럼 시베리아 벌판에 서 있는 듯 혹독하게 춥지는 않지만, 서안과 낙양은 사계절이 있고 추위와 더위가 구분이 되는 지역이었다.

계절의 변화가 있다면 아마 찬 기운과 찬바람에 대해 더 주목했을 것이다. 더위를 참고 넘기는 것보다 추위를 참고 넘기는 것이 더 어려웠을 것이다. 선사시대에 인류가 불을 사용하면서 주거와 음식에 많은 변화가 있었듯이 추위를 극복하는 것이야말로 역사시대에도 주요한 과제였을 것이다.

지식인 중에서도 질병과 건강한 인간에 대해 관심이 많았던 지식인이 있었을 것이고, 그들은 전승되어 온 기록과 개인의 오랜 관찰을 통해 통찰력 있는 지혜를 얻었을 것이다. 또 경제적 능력과 지적 능력을 갖추고 있었다면 기꺼이 기록으로 남기는 수고로움을 아끼지 않았을 것이다. 『상한론』은 이런 과정 속에서 등장하였고 지식인들의 중요한 관심대상이 되었다. 이것에 관심을 가진 지식인은 아마 사계절이 나타나는 황하 유역에 거주하는 지식인이 대부분이었을 것이고, 추위로 인해 질병이 발생한다는 사실에 관심이 많았을 것이다. 설령 당시에 역사에 알려지지 않은 어떤 지식인이 한여름 무더위에 의해 발생하는 온열 질환에 대해 관심이 많았고, 또 이에 대한 기록을 남겼다 하더라도 주목을 받지 못했을 것이다. 그래서 찬 기운, 찬바람에 의해 질병이 발생하는 『상한론』만 기록에 남아 현재까지 영향을 미치고 있는지도 모른다.

한나라가 멸망하고 삼국시대三國時代를 거친 후 남북

조시대南北朝時代가 되면서 황하 유역의 많은 지식인이 남으로 이주하였다. 문명의 근거지였고 자신들의 근거지였으나 흥망성쇠가 거듭되는 북부 지역을 뒤로하고 남으로 이주한 것이다. 이들은 이주 이후 혹독한 무더위에 대한 인상보다 찬 기운과 찬바람이 없는 겨울, 겨울이라 부르기도 멋쩍은 따뜻하고 온난한 겨울에 대한 인상이 더 깊었을 것이다. 1년 내내 푸른 자연과 따뜻한 기후의 남쪽은 새로운 삶이 시작되는 공간이었을 것이다. 이렇게 장강 유역으로 이동한 지식인들은 다시 그곳에서 문화를 만들었고 또 그 환경에 맞는 새로운 지식이 창조되고 전수되었을 것이다. 환경이 인간의 사고를 지배했을 것이고, 설령 사고의 지배가 아니더라도 적어도 인간의 사고에 영향을 미쳤을 것이다.

하지만 역사의 중심점이 다시 북부로 옮겨갔다. 물론 수도를 옮겼다고 해서 역사의 중심점이 바로 바뀌는 것은 아니지만, 적어도 정치·경제·사회·문화 등이 수도를 중심으로 발전하므로 중심점이 옮겨갔다고 볼 수 있다. 수·당·송을 거치며 중심이 서안, 낙양, 개봉을 거치면서 관심사가 다시 황하 유역으로 이동하였다. 그렇다고 지식인들이 대거 조상들의 근거지인 황하 유역으로 다시 이동한 것은 아니다. 이미 강남에 정착하였고 새로운 문화를 형성하였기 때문이다. 역시 지식인들은 남송의 수도 임안臨安, 현재의 항주杭州를 중심으로 세력을 형성하였을 것이다.

당시 지식인 중에서도 의학에 관심이 있었던 지식인들은 이전과 달리 찬 기운과 찬바람에 대한 관심보다 무덥고 습한 강남의 기후가 인체에 미치는 영향에 대해 주목했을 것이다. 덥고 습한 강남의 날씨는 온열 질환을 자주 발생시켰을 것이다. 또 명나라 이후 청나라 말기까지 중국의 인구가 폭발적으로 증가하였으며, 강남 지역은 바다를 통해 국외로 이동하며 무역을 하는 등 상업이 발달하여 사람들의 이동량이 증가했던 시기다.

토지를 매개로 한 농업과 달리 상품의 교역을 기반으로 한 상업은 도시와 같은 인구 집중을 전제로 하고 있으므로 명청대는 이전 시대와 달리 인구 증가, 인구 집중이 일반적인 사회 현상이었을 것이다. 주로 강남 지역에 인구 증가와 인구 집중이 발생하였다면 온열병과 전염병이 창궐하기에 적합한 환경을 이미 갖추고 있었다고도 할 수 있다.

이 글을 시작하면서 중국 의학사 중 상한론과 온병론

의 등장을 언급한 까닭은, 그냥 역사적으로 그 시기에 그러한 이론이 등장했다는 사실을 이야기하고자 한 것이 아니라 상상력을 기반으로 펼쳐진 장황한 이야기일지라도 의학이론의 등장에 필연적인 이유가 있지 않았을까 하는 생각에서다.

따라서 사회경제적으로 상업보다는 농업이 발달했고 아직 인구 집중이 이루어지지 않은 시기였으며 지리적으로 사계절이 뚜렷하여 추위를 피해 건강을 유지해야 했던 지역의 의학 지식인들은 아마 가장 먼저 감기와 같은 질환을 강조하지 않았을까? 그리고 사회경제적으로는 농업보다 상업이 발달했고 인구 집중으로 도시가 발달하던 시기였으며 지리적으로는 고온다습한 기후가 우세한 지역의 의학 지식인들은 아마 가장 먼저 전염병과 열병과 같은 질환을 강조하지 않았을까?

새로운 질병의 등장으로 인간들이 속수무책으로 당한다면 그 원인이 오롯이 질병에 있는 것일까? 아니면 질병이 등장할 수밖에 없도록 환경을 만든 인간에 있는 것일까? 뻔한 답을 원하는 진부한 질문이겠지만 우리는 그 답을 잘 알면서도 현실에서는 그 답을 망각하고 있는 그런 존재는 아닐까?

전염병은 홀로 발생하지 않는다

앞에서 이야기하였듯이 중국 역사에서 전염병이 의학 지식인들의 주된 관심사가 된 시기는 명나라 이후부터다. 왜 의학 지식인들은 15세기 이후에야 전염병에 관심을 갖게 되었을까? 2,000년 전 한나라 시기에는 전염병이 없었을까? 또 15세기 이후에는 감기 같은 외감 질환을 극복했기 때문에 중요하지 않았을까? 그렇지 않았을 것이다. 우리는 아직도 감기에 걸린다.

영국 퀸스칼리지의 모라비아A. Morabia 박사는 자신의 논문에서 중국의 인구 증가와 전염병의 상관관계에 대해 언급하였다.

23쪽 그래프를 보면 중국 역사에서 전염병의 발생은 어느 시기에 국한되지 않고 모두 있었다. 다만 13세기까지는 전염병 발생 수가 눈에 띄게 증가하지 않았는데, 14세기 들어서부터 이전 시대와 달리 폭발적으로 증가하는 것을 알 수 있다. 한편 인구 수의 증가 추이를 살펴보면 당나라 때까지 5,000만 명 이하로 유지되고 있다가 송나라 때 일시적으로 1억 명을 상회하였는데, 금원 시기에 숱한 전쟁을 겪으면서 인구는 다시 1억 명이하로 내려갔고 14세기 중반 이후부터 1억 명을 상회하여 청나라 말기가 되면 인구가 3억 5,000명이 넘었음을 알 수 있다. 흥미로운 사실은 전염병 발생 수의 증가 추이가 인구 수의 증가 추이와 일치한다는 것이다.

전염병은 말 그대로 사람에게서 다른 사람에게로 질병이 전염되는 병을 의미한다. 따라서 전염병에 걸린 환자를 격리하는 것은 병을 다른 사람에게로 전염시키지 않도록 하기 위해서다. 전염병이 창궐하면 사람들의 개인적인 모임을 제한하고, 공공장소에 사람들이 모이지 않도록 조처하는 것은 전염을 막기 위한 것이다.

한나라는 황하 유역을 중심으로 문화가 발달하였다. 적어도 중심지 수도가 황하 유역에 있었다. 따라서 지식인들이 수도로 모여들었고, 지식인들은 사회현상에 대해 많은 기록을 남겼으며, 그중 일부는 의학 기록도 남겼다. 황하 유역 외에도 사람들이 살았고, 그곳에도 지식인들이 있어서 여러 기록을 남겼겠지만 적어도 외부에서 침입하는 찬 기운에 의해 발생하는 질병에 대한 의학 기록은 황하 유역에서 시작되었다. 매년 추운 겨울이 반복되는 지역의 일이라 감기와 같은 상한傷寒에 주목했다.

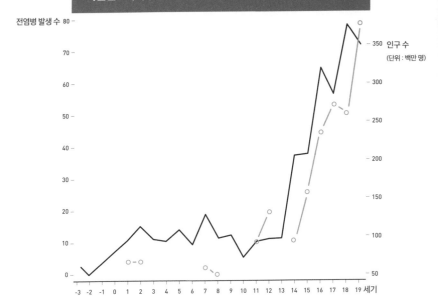

기원전 3세기부터 신해혁명 이전까지 중국의 전염병 발생 수

전염병 발생 수

인구 수
(단위 : 백만 명)

※ 출처 : A. Morabia 논문 발췌
※ 검은색 선은 전염병의 발생 수, 파란색 선은 인구 수로 단위는 100만 명

사람과 사람 사이로 전염되는 질환은 한나라 시기에는 주목받지 못했다. 그 이유가 사람들이 많지 않아서 또는 사람들이 모여 살지 않아서, 전염병이 있어도 전염병인지 아닌지 확인하기 어려운 환경이라 뛰어난 의학 지식이 있었다고 해도 인지하지 못했을 것이다. 또 누군

가가 인식하고 있었더라도 주목받지 못했다면 황하 유역의 기후와 맞지 않는 지식이었기 때문일 것이다.

사회가 발달하고 기술이 발전하면서 인구 증가가 나타났다. 실제 중국 의학사에서 송대는 의학 기술이 발달할 수 있는 토대를 마련한 시기다. 송나라 때 정부는 교정의서국校正醫書局을 설치하여 의학서를 교정하고 정본 의서를 대량 출간했는데, 의학 지식인이 의서를 쉽게 구하여 읽을 수 있게 됨으로써 의학 수준이 전반적으로 향상될 수 있었다. 그 결과 전쟁의 시기였던 금원 시기 이전과 구별되는 의학적 성과가 등장하였다. 하여튼 의학의 발달 외에도 과학기술의 발달은 농업, 상업, 공업 등 다양한 방면의 발달을 초래하였고 이를 기반으로 인구가 증가했다. 그리고 여러 대에 걸쳐 왕조의 성쇠와 전란 등으로 지식인이 남으로 이주하면서 무더운 기후에 거주하는 인구가 증가했다.

인구가 증가하면 필연적으로 위생 문제가 발생한다. 동일한 면적의 토지에 인구가 증가하면 사람이 배출하는 오폐물을 자연이 정화할 수 없기 때문이다. 또 인구가 증가하고 상업의 발달과 교역로의 발달로 왕래가 잦아지면 이제는 전염병이 창궐할 여러 조건이 갖추어졌다고 할 수 있다.

2019년 코로나바이러스의 등장

2019년 말 중국 남부 장강(양쯔강) 유역의 우한[武漢]에서 호흡기 환자들이 보고되었고, 전염 속도가 빨라 환자 수가 급속히 증가하였다. 필자가 처음 뉴스를 접했을 때는 중국 내의 문제, 중국 내 국지적인 현상으로만 인식되었다. 그러다 2020년 1월 말 한국에서 첫 확진자가 나온 후 2021년 4월에 누적 10만 명, 8월 초에 누적 20만 명의 확진자가 발생하였으며, 2022년 봄 누적 1,500만 명에 가까운 사람이 확진되었다. 또한 북반구, 남반구 가릴 것 없이 전 지구적으로 환자가 속출하였으며 발생 속도와 추이는 차이가 있을지라도 빈국, 부국을 가리지 않고 확산되었다. 전염병임을 감안하더라도, 세계대전과 같은 요인이 없는 시기인데도 발생하자마자 이토록 빠르게 확산된 전염병이 있었나 싶다.

사람과 사람 사이에서 전염되는 전염병이 발생하려면 도시처럼 같은 공간에 많은 사람이 거주하면서 서

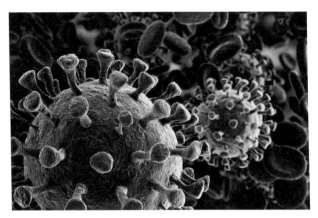

코로나바이러스

로 왕래해야 한다. 그렇지만 도시 간 이동이 없다면 발생 지역이 전 지구적인 현상으로는 일어나지 않는다. 역사적으로 국가 간 전쟁처럼 한 지역에서 다른 지역으로 이동하는 사건, 즉 한 국가에서 다른 국가로 군대가 이동하는 등의 사건이 있어야 전 지구적인 현상, 적어도 한 대륙에 영향을 미치는 현상으로 발전한다. 그러나 코로나19 바이러스는 평화의 시기에 발생하였고, 발생하자마자 1년도 되지 않아 전 지구적인 현상으로 확산되었다.

물론 코로나19 바이러스가 전염 속도가 빠르고 자

멸 속도가 느린 특징이 있더라도, 전염 속도가 이렇게 빠른 바이러스의 등장은 21세기 사람들의 잦은 이동이 있었기 때문에 가능했을 것이다. 100여 년 전 도산 안창호 선생이 배를 타고 태평양을 건너던 시기, 망망대해를 며칠이나 걸려 아무것도 보이지 않았는데 마침 하와이의 우뚝 솟은 산山을 보고 자신의 호號를 도산島山이라 하였던 것은 대륙과 대륙을 이동하는 데 많은 시간이 소요되었음을 반증한다. 당시에는 전염병이 발생했더라도 대륙 간 이동이 거의 불가능했을 것이다. 물론 전염병도 배를 타고 이동하는 예가 있다. 흑사병이 창궐하던 유럽, 이탈리아 항구도시 베네치아에서는 항구에 배가 들어오면 사람이나 물자 모두 바로 내리지 못하도록 하였다. 그 기간이 40일이었다. 40일간 배에서 사람이 죽거나 고열을 동반한 열병 환자가 발생하지 않으면 그때서야 하역을 하였다고 한다. 이 '40일'을 뜻하는 베네치아 사투리 'quarantagiorni'가 '격리'를 뜻하는 영어 'quarantine'의 어원이 되었고, 항구나 공항에서 검역 지역에 들어오면 보이는 안내판이 바로 'quarantine'임은 잘 알려져 있다. 하지만 우리가 외국으로 나갈 때 그 지역 공항에서 입국 심사를 받기 위해

40일을 대기하지는 않는다. 코로나바이러스로 인해 입국 시 격리 14일도 힘들어하는데, 40일을 격리할 수 있을까?

21세기 들어와 유래 없이 국가와 국가, 지역과 지역의 왕래가 잦아졌다. 특히 이미 경제공동체를 이룬 유럽은 20세기 중반 이후부터 자유롭게 왕래하였고, 동아시아 지역은 20세기 후반 들어서 가능해졌다. 우리나라가 해외여행 자유화를 시행한 것이 1980년대 말이었고, 1990년대 초까지는 자유총연맹에서 해외여행객 '소양교육'을 받아야 출국이 가능했다. 국가 간 왕래가 지금처럼 쉬운 일은 아니었다. 중국은 덩샤오핑[鄧小平]이 개혁개방을 시행하여 '죽竹의 장막'이 걷힌 것이 1980년대며, 중국이 경제적으로 발전하고 중국의 인민들이 여행에 눈을 뜨고 국가 간 이동이 활발해지기 시작한 것은 21세기 초였다.

현재는 글로벌 시대라고 한다. 10여 년 전에 사업하던 사람들이 하루에 서울-베이징-도쿄를 이동하며 일을 할 수 있다는 개념으로 3개 국가 수도를 연결하는 항공편 시간대를 조정한 사실도 있다. 그만큼 수많은 사람이 이동도 빠르고, 이동할 기회도 많다는 것을 상징한다.

　이로 보면 동아시아에 위치한 도시에서 시작된 전염병이 1년도 안 되어 전 세계적으로 확산된 이유는 질병의 특성보다는 현시대를 사는 우리의 특성 때문이 아닐까 한다.

2 소아 전염병

호환

옛날 어린이들은 호환, 마마, 전쟁 등이 가장 무서운 재 앙이었으나, 현대의 어린이들은 무분별한 불량/불법 비디오를 시청함으로써, 비행 청소년이 되는 무서운 결 과를 초래하게 됩니다.

과거 VHS 비디오테이프를 통해 영화를 보던 시절, 제 일 앞에 삽입되었던 영상과 그 영상에 대한 성우의 내레 이션이다. 31쪽 그림에서 보듯이 영상의 호환虎患은 호 랑이가 아이를 물고 가는 영상으로 묘사되었다. 즉, 이 동영상을 제작한 사람은 '호환'이 '호랑이로 인해 발생 한 우환憂患'이라는 의미로 이해하고 있는 것이다. 그렇 다면 '호환'은 진짜 호랑이에 의한 우한일까? 표준국어

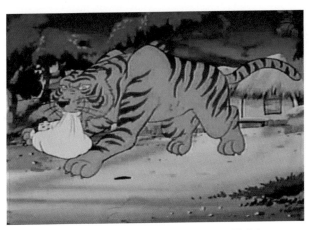

과거 VHS 비디오테이프 앞 부분에 삽입되었던 '옛날 어린이들은' 화면

대사전에는 "호랑이에게 당當하는 화禍"로 서술하였고, 다음 사전에도 "사람이나 가축이 호랑이에게 입는 화"로 서술하였으며, 한컴오피스 사전에도 호환이 "사람이나 가축이 호랑이에게 당하는 화"로 설명되어 있다. 『조선왕조실록』에서도 '호환'은 범에 의해 피해를 본 사건에 대해 이야기하였고, 과거 신문기사를 봐도 '호환'은 범과 관련된 기사들이다.

그런데 왜 '옛날 어린이들'에게 호환이 문제가 되었을까? 마마나 전쟁은 어린이들에게 위협적인 질병이고 사건임에 틀림없는 것 같은데, 왜 유독 호환이 '어린이

들'에게 '무서운 재앙'이었을까? 호환의 '虎'가 과연 호
랑이, 범을 의미하는 것일까?

2009년 〈조선일보〉 지해범 기자의 보도가 재미있다.
기사 제목은 「'호열자'가 아니라 '호열랄'이었다」다. 기
사는 다음과 같다.

일본에서는 1822년경 동남아에서 유행하던 콜레라가
일본에 처음 상륙한 것으로 기록하고 있습니다. 이어
1858년 여름부터 콜레라가 대유행하여 전국에서 수십
만 명이 사망합니다. 당시 일본인들은 환자가 "코로리,
코로리" 하며 죽는다고 하여 소리를 따서 '코로리(コロ
リ)'라 부르다가 네덜란드에서 온 상인으로부터 '콜레
라'란 병명을 듣고 '호열랄虎列剌'로 적고 '코레라'로 읽
었습니다. 1880년 간행된 《콜레라 예방서적虎列剌豫防論
解》이 이렇게 적고 있습니다. 일본인들은 또 '호열납虎列
拉'이란 용어도 사용했습니다. 1887년 7월 27일자 〈아
사히신문〉은 '대화국大和國 갈본촌葛本村에서 호열납虎列
拉이 발생했다'고 보도했습니다. (중략)
조선에서는 1895년 콜레라가 크게 유행하여, 그해 6월
26일 관보는 '한성남문 내 호열랄 사망자가 52인이다'

고 보고했습니다. 그해 조선은 '호열랄병예방규칙'을 발표하고 1903년 '예방주의서'를 펴냅니다. 이때 민간에서는 '호역虎疫' '호환虎患'이라고도 했는데, '호랑이처럼 무서운 병'이란 뜻이 담겨 있습니다. 그러다가 1902년경 '호열랄'과 '호열자'가 혼용되기 시작합니다. 그해 〈황성신문〉 7월 24일자는 '호열랄예방법'을, 8월 26일자는 '虎列剌(호열자)의 蔓延(만연)'이란 기사를 싣습니다. '예방법' 기사에서 '虎列剌난 일종의 괴질이니…'라고 하여 '호열랄'로 적고 '호열자'로 읽었을 수도 있습니다. 이는 비슷한 두 글자(剌, 剌)를 혼동한 사람들이 '호열자'로 오독誤讀하면서 생긴 현상으로 추정됩니다. 1909년 미국 교포신문 〈신한국보〉(10.26.)는 아예 한글로 '한국에 호열자 창궐'이란 기사를 싣습니다. 그 후 '호열자'가 굳어지고 '호열랄'은 죽은 어휘가 됩니다.

이 기사를 보면 두 가지 사실을 알 수 있다. 첫째는 '호환'이 '호랑이로 인해 발생한 우환'이 아니라 '콜레라'의 한자 표기인 '虎烈剌'로 표기된 후 '콜레라로 발생한 우환'의 의미로 이해할 수 있다는 점이다. 실제로 앞의 동영상의 주안점은 아이들에게 유해성이 높은 것이 이전에는 콜레라와 마마와 같은 전염병 그리고 전쟁이라고 이야기하는 것이 더 자연스러운 것이 아닐까? 둘째는 우리가 흔히 말하는 '호열자'가 실제는 '호열랄'이었다는 것이다. 비슷한 한자의 오독 때문이었다는 것이다.

마마와 마진

마마는 '천연두天然痘'를 의미한다. 한자로는 '媽媽'로 적는데 원래 '媽媽'는 사전적 의미로 '임금 또는 그 가족들의 칭호에 붙여 존대하는 뜻을 나타내던 말'이다. 즉, 마마는 전통사회에서 신분이 가장 높은 사람을 지칭하는 용어인데, '천연두'가 워낙 아이들에게 위중한 질환이라 두렵고 어려운 존재였고, 천연두를 관장하는 신神인 역신疫神을 두고 임금처럼 모셨기 때문에 천연두를 마마라고 부른 것이라 생각된다. 그래서 그런지 '역신'이 바로 '천연두'를 의미하게 되었다. 이 '마마'를 한의학에서는 '두창痘瘡'이라고 한다.

한의학에는 두창 전문서적이 있었다.

허준은『동의보감東醫寶鑑』의 저자로 잘 알려져 있다. 하지만 허준이 저술한 다른 의서는 잘 알려져 있지 않다. 허준이 저술한 저서는『동의보감』외에도 1607년에 편찬한『언해구급방諺解救急方』, 1608년에 편찬한『언해태산집요諺解胎産集要』,『언해두창집요諺解痘瘡集要』, 1612년에 편찬한『찬도방론맥결집성纂圖方論脈訣集成』, 1613년에 편찬한『신찬벽온방新纂辟溫方』,『벽역신방辟疫神方』이 있다.『언해구급방』은 구급 질환에 대한 전문의서고,『언해태산집요』는 산부인과 의서,『신찬벽온방』과『벽역신방』은 역병에 관한 전문의서며,『찬도방론맥결집성』은 맥학脈學 전문의서고,『언해두창집요』는 두창 전문의서다. 이 6개의 저서 중 3개가 언해본인데 언해본은 한자를 알지 못해도 일반 백성이 쉽게 읽고 내용을 파악할 수 있도록 배려한 것으로,『언해두창집요』를 비롯해 언해본 의서는 서적의 내용 전부를 언해하지 않았더라도 해당 질병에 대한 대략적인 설명과 처방을 쉽게 풀이하여 의원醫院과 의원醫員이 없어도 질병을 치료할 수 있는 방안을 책으로 펴낸 것이라 할 수 있다.

여기서 주목할 저서는 허준의 소아과 전문의서인『언해두창집요』다. 앞에서도 말했듯이 두창은 어린 아이들에게 문제가 되었으므로, 한의학에서 '두창'에 관한 내용은 주로 소아 질환을 의미하며, 따라서『언해두창집요』는 한의학 소아과 전문의서다.

『언해두창집요』는『동의보감』이 출간되기 5년 전인 1608년에 간행되었는데, 내용이 대부분『동의보감』소아문小兒門에 가감되어 편입되었다. 16세기 말과 17세기 초를 살펴보면 1592년 임진왜란 이후 잦은 왜의 침입으로 왕까지 몽진을 떠났으니 조선의 의료 체계는 추측하건대 속절없이 무너졌을 것이다.

역사를 살펴보면 전쟁이 발발하면 질환이 창궐하고 그 질환을 극복하는 과정에서 의학이 발전하는 계기가 마련되는 것처럼, 당시 전쟁으로 조선의 많은 백성이 질병에 시달렸을 것이다. 이 상황에서 의료 체계가 붕괴되었다면 질병에 대처하기 위해 의학 지식을 담은 의서를 발간하는 것도 하나의 방법이었을 것이다. 그래서 선조는 어의 허준에게 의서를 집필하라고 어명을 내렸을 것이고, 종합 의서를 저술하는 과정 중에 특정 질환에 관한 전문의서도 저술하였을 것이다. 예를 들면『동의보감』을 저술하는 과정에서 산부인과 전문서적인『언해태산집요』, 소아과 전문의서인『언해두창집요』, 역병 전문의서인『신찬벽온방』등을 저술하였을 것이다.

『언해두창집요』는 서적명에 '두창'만 있으나 서적 말미에 '부반진附癍疹' 항목을 두어 '마진麻疹'에 대해서도 짧게 언급하였다. '마진'은 '두창'과 또 다른 소아과 질환으로 현대 질병으로 말하면 '홍역'을 의미한다. 저자가 같기 때문인지『동의보감』에 수록되어 있는 두창에 대한 설명과 치료법은『언해두창집요』의 내용과 거의 비슷하다. 다만『동의보감』은 종합의서이기 때문에 다른 소아과 질환 중 하나로 '두창'과 '마진'을 설명하고 있을 뿐이다.

그럼 왜 '두창'에 대한 설명과 치료 방법은 다양하고 풍부하게 제시되었는데, '마진'에 대해서는 그렇지 못했을까? 둘 중 하나였을 것이다. 첫째는 '마진'이 '두창'에 비해 심각환 질환이 아니기 때문에 이에 대한 해결책을 다양하게 제시하지 못했을 가능성이다. 둘째는 '마진'에 대해 잘 몰랐기 때문에, '마진'이 자주 발생하지 않아서 '마진'에 대해 치료법을 다양하게 제시하지 못했을 가능성이다. 하지만 천연두나 홍역의 심각성을 생각해 본다면 앞의 가능성보다 뒤의 가능성이 더 높은 듯하다.

마진은 홍진紅疹이라고도 하는데, 열 증상이 있고, 홍

반성 반점이 돋는다는 점에서 지금의 홍역과 같다. 우리나라 역대 문헌을 조사해 보면 우리나라에서 발생한 홍역의 유행 시기를 살펴볼 수 있다. 문헌상에서 찾아볼 수 있는 홍역의 대유행 시기는 17세기 이후다.『조선왕조실록』,『승정원일기』등의 문헌을 살펴보면 조선에서 홍역이 유행했던 시기는 1613년, 1668년, 1680년, 1692년, 1706년, 1718년, 1729년, 1752년, 1775년, 1787년, 1812년, 1872년이었다. 따라서 1608년에 출간된『언해두창집요』나 1613년에 출간된『동의보감』에 마진에 대한 설명이 풍부하지 못한 것은 마진이 창궐하기 이전에 책이 출간되었다는 사실과도 관련이 있을 것이다. 앞서 언급한 두 서적이 출간된 시기는 마진보다 두창이 주요 소아과 질환으로 인식되었던 시기다. 그럼 홍역의 대유행 시기가 지나고 난 후 마진에 대한 인식은 달라졌을까?

17세기 이후 우리나라에서 몇몇 마진 전문서적이 출간되었다.

임서봉任瑞鳳의『임신진역방』(1752)

『임신진역방壬申疹疫方』은 임신년(영조 28년)에 유행한 홍진에 대한 관찰 기록이다. 하지만 현재 『임신진역방』은 망실되어 전해지지 않고 내용을 추정할 수 있는 몇 개의 사본이 존재한다. 먼저, 정약용의 『마과회통麻科會通』 권1에 인용된 「초촬제가성씨서목抄撮諸家姓氏書目」가운데에 『임신진역방』이 언급되었고, 본문에도 '임씨왈任氏曰'이라는 내용으로 14조문이 인용되었다. 이 밖에 『홍두경험방紅痘經驗方』에 17조문, 『홍진신방紅疹神方』에 47조문, 『광제요람廣濟要覽』에 『치홍역신험방治紅疫經驗方』이란 제목으로 11장에 걸쳐 수록되었다. 이처럼 인용된 내용이 여러 서적에 산재되어 있고 정확한 본모습을 추정하기 어려워 한계가 있으나 『임신진역방』은 1752년에 유행한 홍진을 기록하고자 한 서적으로 그 의미가 있다.

이헌길의 『을미신전』(1775)과 『마진방』(1775)

이헌길李獻吉은 이익의 종손이다. 17~18세기에 유행하던 실증주의적 사상은 이헌길로 하여금 마진학에 집중하게 하였다. 『마과회통』 「몽수전夢叟傳」에 나온 것과 같이 치료를 받으려는 사람들이 많자 이헌길은 시골의 선비들을 불러서 치료 방법을 받아 적도록 하였다. 이렇

게 이헌길이 현장에서 환자를 치료한 방법은 구전으로
만 전해져 오다가 필사본이 만들어진 후 이헌길이 이를
총합하여 1775년 『을미신전乙未新詮』으로 편찬한 것으
로 보인다. 『마과회통』 「초찰제가성씨서목」에서 알 수
있다. 「초찰제가성씨서목」은 의가의 업적과 역대 서적
을 기록한 것으로, 여기에서 정약용은 이헌길의 『을미
신전』을 언급하였다. 정약용은 『마과회통』 서문에서 이
헌길과의 관계를 언급하며 15세 때 한양으로 올라와서
홍역에 걸렸을 때, 이헌길이 구해 준 약을 먹고 나았다고
하였다. 이를 보건대 『을미신전』은 이헌길의 치료법을
담은 것으로 추정할 수 있지만, 현재 전해지지는 않는다.

　하지만 그 내용은 『마진방麻疹方』에서 확인할 수 있다.
내용은 대부분 『을미신전』과 공유하였고 『산방수록産方
隨錄』과 함께 묶어서 『수생신감壽生新鑑』으로 출간하였다.

남기복의 『진역방』과 박상돈의 『진역방』(1786)

　진역에 대한 처방을 나라에서 널리 구하자 경상도 관
찰사 정창순鄭昌順과 충청도 관찰사 김광헌金光獻이 칠곡
박상돈朴尙敦과 진천 남기복南紀復을 시켜 『진역방疹疫方』
을 엮게 한 후, 이를 양의사兩醫司에서 검토하여 박상돈

의『진역방』을 택한 후 한문과 언문으로 번역해서 전국에 반포한 것이다. 남기복의『진역방』은 운기학運氣學을 기초로 하여 한열寒熱을 고려하여 치료하는 것으로, 그가 통용방으로 제시한 이사단二四丹과 삼향벽사단三香辟邪丹은 상용화 부분에서 양의사에서 좋은 평가를 받지 못했던 것으로 보인다.

정약용의『마과회통』(1798)

정조 22년에 다산 정약용이 이헌길의『마진방』, 임서봉의『임신진역방』, 허준의『벽역신방』, 조정준趙廷俊의 소아과 전문서적『급유방及幼方』, 이경화李景華의『광제비급廣濟秘笈』등 의서를 참고하여 편찬한 마진 관련 전문의서다. 정약용은 마진 종합서를 저술하면서 다른 의서의 목차를 참고해 증상과 관련하여 훨씬 상세한 목차를 구성하였다. 즉, 마진을 발진이 나기 전과 발진이 난 후를 나누어 논하고 다른 발진성 질환인 두창과 마진을 구분하여 서술하였다. 또한 발진의 증상과 그 대상자를 나누어 논한 후 치료법을 제시하였다. 또한 그는 마진이 두창이나 발반發斑과 같은 유사 질환과 혼동되는 것을 염려하여 두창과 별도로 마진의 정의를 확립하여 마진학麻疹學을 독립시키려고 하였다. 좀 더 실용주의적 이론 측면에서 보자면, 정약용은 마진을 설명하는 데 있어 당시 통설로 받아들여지던 운기학에 대해 기본적으로 부정적인 입장을 견지하고 있으나 마진의 주기성 이론에는 동의하는 모습을 보인다.

유이태의 『마진편』

『마진편麻疹篇』은 유이태劉爾泰가 저술한 마진에 대한 전문의서로, 서문에 본인이 40여 년간 경험한 것과 본인이 구축한 의론을 바탕으로 '향곡구치지방鄉谷救治之方', 즉 향촌의 질병을 구료하는 처방의 의미로 이 책을 썼다고 밝혔다. 『마진편』의 저술 시기에 대해서는 여러 설이 있으나, 『한국과학기술사자료대계』에 수록된 『마진편』 해설에 따르면 다음과 같은 구절이 등장한다.

병오하한원학산인유이태자연丙午下瀚猿鶴山人劉爾泰自誙

병오년丙午年은 1666년 혹은 1726년에 해당하는데, 유이태의 활동 시기는 1652년부터 1715년이라 추정되므로 1666년은 서적이 완성될 수 있는 추정 시기에 해당하지 않고 1726년은 유이태가 이미 사망한 이후로 병오년을 병자년으로 보고 편찬 시기를 1696년으로 보는 견해도 있다.

『홍진신방紅疹新方』(1802)

편자와 작성 시기를 알 수 없는 '홍진' 전문서다. 본문 첫머리의 「마진편」에는 마진의 초기 증상과 발반 양상에 따른 감별치법을 소개하였고, 「잉부홍진편孕婦紅疹篇」에는 임신부에게서 발반이 나타난 경우 처방을 제시하였다. 이렇게 홍진에 대한 40수의 치방이 실려 있다.

손후익의 『수생신감壽生新鑑』(1865)

한국한의학연구원의 안상우 박사에 따르면 손후익孫厚翼의 집에 내려오던 이 책은 판서判書 이승보李承輔가 이헌길의 『마진방』과 정약용의 『산방수록産方隨錄』을 함께 묶어 간행한 것이라고 한다.

『마진기방』(1879)

『마진기방麻疹奇方』은 작자미상의 서적으로 마진의 치법과 처방에 대하여 서술하였다. 『마과회통』에서 '몽수

왈夢叟曰'이라고 인용된 이헌길의 이론과 치방만 따로 모아놓은 책이다.

17세기 이후 홍역이 대유행하면서 100년 남짓한 시기에 홍역 관련 서적이 여럿 출간되었다는 것은 그만큼 중요하고 시급했다는 것이다.

17세기 이후에 출간된 종합의서에도 이와 유사한 의학 지식인들의 두창과 마진에 대한 인식이 잘 나타나 있다. 조선 후기 대표적인 종합의서로는『동의보감』, 『제중신편濟衆新編』,『요산당신집의방금낭지보樂山堂新集醫方錦囊至寶』(이하『요산당』),『의종손익醫宗損益』이 있다.『동의보감』은 1613년,『제중신편』은 1799년,『요산당』은 1806년,『의종손익』은 1868년에 간행된 사실 외에도『동의보감』과『제중신편』은 관찬서,『요산당』과『의종손익』은 사찬서라는 특징이 있어 다양한 시각에서 비교해 볼 수 있다.

두창과 마진에 대한『동의보감』의 서술은「소아」문에 여러 소아 질환 중 하나로 두창과 마진을 설명하고 있다. 내용을 살펴보면 두창 예방법, 두창치법, 3일 간격의 '두' 출현 시기에 따른 구별법, 두창과 함께 앓는 여러 증상, 두창을 앓고 난 후의 잡병을 서술하고 마지막에 '부반진附瘢疹'을 두어 마진에 대해서는 간략하게 설명하였다.

『제중신편』은 1799년 정조대 어의御醫 강명길康命吉이 편찬한 의서로 저자 발문에서도 보듯이『동의보감』의 번거로움을 없애고 요점만 간추리기 위해 편찬하게 되었다는 점에서 실학의 학풍과 실용적인 측면에서『동의보감』의 단점을 극복하였다는 평가를 받고 있다. 하지만 두창과 마진에 대한 서술은『동의보감』과 유사하다.

『동의보감』과『제중신편』은 조선 후기에 편찬된 의서로 모두 왕명(선조와 정조)에 의해 편찬된 관찬서다.『동의보감』이 간행된 시기의 조선은 아직 마진이 창궐하기 전이었으므로 종합의서에서 이를 서술하는 데에는 한계가 있을 수 있다. 하지만 이미 조선이 마진의 대유행 시기를 맞이하였는데도『제중신편』은 마진에 대한 서술에 발전이 없고,『동의보감』의 것을 간략하게만 소개하고 있는 수준에 머물러 있다는 점은 의아하다.『제중신편』이 관찬서이므로 당시 상황을 적극적으로 반영하지 못했을 가능성이 있고, 편찬 의도가『동의보감』의 번잡함을 없애는 데 치중하였기 때문에 마진에 대한 설명이 충분하지 않았던 것 같다. 이에 반해 민간의 노력은 이를 극복하는 과정에서 나타났다.

『요산당』은 조선 후기 1806년에 간행된 의서로 변광원卜光源이 저술한 종합의서다. 『요산당』은 그동안 세상에 알려진 바가 없다가 2019년 한독의약박물관에 소장되어 있던 이 책이 발견되어 그 면모가 드러났다. 『요산당』은 종합의서임에도 불구하고 「소아」문을 서적의 제일 앞에 두었으며, 소아 질환 중 두창과 마진을 그 가운데서도 가장 먼저 서술하였다. 서술 방식은 이전의 두창예방법, 두창치법, '두'의 출현 시기에 따른 구별법, 두창과 함께 앓는 여러 증상, 두창을 앓고 난 이후의 잡병 등은 유사하지만 '두'의 출현 시기를 『동의보감』이나 『제중신편』처럼 3일 간격으로 서술하지 않고, 매일 변화하는 '두'의 출현 증상을 상세히 서술하였으며, 두창과 함께 앓는 여러 증상을 『동의보감』이나 『제중신편』보다 훨씬 많이 세분화하여 설명하였다. 또한 병증에 대한 서술 시 『동의보감』에서 인용한 바가 없는 명나라 황긍당王肯堂이 집필한 『증치준승證治準繩』(1608 간행)을 인용하거나 '신증新增'이란 표기를 통해 저자 개인의 경험을 추가하는 등 『동의보감』 이후 등장한 최신 의학 지식을 담아내려고 노력하였다. 또한 『동의보감』과 『제중신편』에 소략되어 있던 마진에 대해서도 자신의 견해임을 밝히면서 '마진지원麻疹之源(마진의 근원)', '마진형증麻疹形症(마진의 형태에 따른 증상)', '마진치법', '진후제증疹後諸症(마진 발생 후 나타나는 여러 증상)'으로 나누고 이에 따른 다양한 처방을 제시하였다.

『의종손익』은 조선 후기 1868년 황도연黃道淵이 편찬한 종합의서다. 이 서적에 기록된 두창에 대한 기록은 『동의보감』이나 『제중신편』에 비해 풍부하게 서술되어 있으나 이보다 앞선 시기에 출간된 『요산당』에 비해서는 내용이 풍부하지 못하다. 다만 중국 명나라 명의 장개빈張介賓의 『경악전서(경악전서)』(1700 출간) 처방이 다수 수록되었다. 마진에 대한 기록도 『동의보감』이나 『제중신편』에 비해 풍부하게 서술되었고, 『요산당』과 달리 정약용의 『마과회통』과 『경악전서』를 인용하여 새로운 치료법을 제시하였다.

의서는 질병에 대한 내용을 담고 있기 때문에 질병의 유행과 의서의 편찬은 밀접한 관계가 있다. 질병에 대한 의서 서술 방식은 질병에 대한 인식을 바탕으로 하기 때문이다. 17세기 초 아직 마진이 대유행하기 전에 저술된『동의보감』은 마진에 대한 서술이 그 이전부터 소아과 전염병으로 문제시되어 오던 두창 질환에 비해 간략하다. 18세기 들어서는 이미 마진의 대유행 시기임에도 불구하고 관찬서인『제중신편』은 마진에 대한 인식이 부족한 듯 보인다. 하지만 민간에서 마진(홍역)은 시급한 문제였을 것이다.『제중신편』이 출간되고 얼마 지나지 않아 출간된『요산당』은 개인의 경험을 담아 두창과 마진 치료에 대한 서술을 풍부히 하여 마진 질병에 관한 인식이 깊었음을 알 수 있다. 또한 민간에서 출간되었으나 어의 출신 저자가 쓴『의종손익』도『제중신편』과는 달리 시대를 거듭하고 질병의 이환罹患 경험과 치료 경험이 많아지면서 두창과 마진 치료 방법을 다양하게 제시하고 있음을 알 수 있다.

소아 질환으로,『동의보감』이 출간된 17세기 초부터 두창에 대한 다양한 치료법이 제시되고 있었고, 임진왜란 이후에 우리나라에 등장한 홍역이 대유행하던 시기가 지나면서 의학 지식인들은 이에 관한 기록을 남겨 두창과 더불어 마진을 극복하고자 하는 의지가 의서로 표현되었다. 그렇기 때문에 어린아이들에게 재앙이란 호환, 마마, 전쟁으로 각인되었을 것이다.

3 전쟁과 전염병

전쟁과 의학

전쟁은 의학과 밀접한 관련이 있다. 전쟁은 질병을 퍼트리기도 하지만 질병을 극복하는 과정에서 의학을 발전시키기도 하기 때문이다.

몇 년 전 〈태양의 후예〉라는 드라마가 인기리에 방영되었다. 남자 주인공은 전쟁의 최전선에 있는 군인이고, 여자 주인공은 의사였다. 극 중 대사가 전쟁과 의학의 관계를 잘 묘사하고 있다.

> 나는 매일같이 죽어가는 사람을 살리려고 수술실에서 12시간도 넘게 보내요. 그게 제가 하는 일이죠. 생명을 위해 싸우는 거. 그런데 유시진 씨의 싸움은 죽음을 통해 생명을 지키는 일이라는 거네요. _강모연(송혜교)

내가 이 일을 하는 이유는 누군가는 반드시 해야 하는
일이고 나와 내 가족, 강 선생과 강 선생 가족, 그 가족
의 소중한 사람들, 그 사람들이 살고 있는 이 땅의 자유
와 평화를 지키는 일이라 믿기 때문입니다. _유시진(송중기)

KBS 드라마 〈태양의 후예〉 대사 중에서

전쟁과 의학이 밀접한 관련이 있음은 제약산업에서
도 간접적으로나마 확인할 수 있다. 의학에서 제약은 치
료 약물을 생산한다는 측면에서도 중요한데, 제약산업
이 세계적으로 발달한 나라 중 독일과 일본이 있다.

그러나 독일과 일본의 예처럼 인류의 비극이 의학 발
전의 초석이 되었다는 생각이 드는 순간 서글픈 맘이
앞선다. 이 사실 자체가 아이러니이기 때문이다. 알다시
피 독일과 일본은 제2차 세계대전의 책임이 있는 전범
국이다. 또한 독일은 아우슈비츠 강제 수용소를 설치하
였고, 일본은 731부대를 설치하였다. 인체를 대상으로
한 끔찍한 실험이 독일과 일본의 의학 발전과 관련이
있다는 생각이 들기 때문이다. 혹자는 의학 발전을 가
져온 것은 사실 아닌가라는 말로 이러한 인류의 비극을
간과하기도 한다. 하지만 설령 의학 발전이 이로 말미암

은 것이라 해도 결코 독일과 일본이 자행한 일의 면죄부가 되어서는 안 된다는 것도 우리는 잘 알고 있다.

우리나라 역사에도 전쟁이 의학의 새로운 면모를 탄생시켰던 사실이 있다. 1592년 발발한 임진왜란은 조선 역사 500년의 일대의 사건이었다. 조선의 역사가 임진왜란 전과 후로 나뉠 정도로 엄청난 사건이다. 왜의 침입은 조선의 시스템을 완전히 무너트렸다. 정치제도, 사회제도, 문화, 경제 등 각 방면이 모두 무너졌다. 의학도 마찬가지였다.

1990년 핫이슈가 되었던 소설이 있다. 고인이 되신 이은성 작가의 《소설 동의보감》이 바로 그것이다. 이 소설은 1976년에 작가 이은성이 집필했던 드라마 〈집념〉의 내용을 소설로 다시 펴낸 것이다. 〈집념〉은 MBC에서 일일연속사극으로 방영되었던 것으로 우리가 잘 아는 김무생 씨가 허준을 연기하고 허준과 동의보감의 편찬 과정을 내용으로 담고 있다. 당시에도 시청자들의 관심이 많아 1975년 9월 22일자 〈경향신문〉에 「파란의 허준 일대기」라는 제목으로 기사를 실으면서 〈집념〉을 '파락호破落戶에서 의성醫聖으로', '천부天賦의 재능 살려 어의御醫까지', '당쟁 물결 속 로맨스도 가득'으로 소개하였다. 또한 방영된 후 시청률도 상당했다고 한다.

유명 드라마를 탄생시킨 작가가 1984년부터 〈부산일보〉에서 발행하는 잡지에 작품을 연재하기 시작했고, 1990년 '창작과비평사'에서 3권으로 출간하였다. 원래 4권까지 출간하는 것이 작가의 의도였다고 하나 중간에 작가가 사망하여 미완의 베스트셀러《소설 동의보감》이 등장하게 된 것이다. 필자도 이 소설을 읽었고, 가장 기억에 남는 장면은 3권 마지막 내용이다. 아마 4권이 없었기 때문에 그리고 내용이 완결되지 않았기 때문에 아쉬움에 기억에 더 남았겠지만, 소설 마지막 장면 자체가 중요한 내용이었다. 바로 선조가 몽진을 갈 때 허준이 따라가면서, 조선의 새로운 의학서를 집필하라는 왕명을 지키기 위해 책더미를 궤짝에 넣고 그것을 지게로 등에 지고 피란을 가는 장면으로 끝났기 때문이다.

소설 속에 등장하는 허준의 일대기는 그 내용 자체로도 드라마다. 역적 집안의 서얼로 태어나 쫓기듯 산청에 숨어들어 겨우 목숨을 부지하던 중 유의태라는 명의를 만나 의학을 배우고 유의태의 아들 유도지와 경쟁하면서 결국 의과시험을 통과하여 어의御醫가 되는 이른

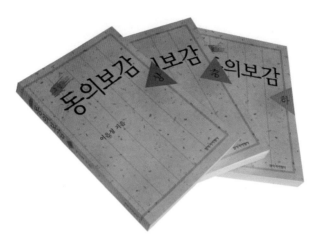

《소설 동의보감》

바 '개천에서 용난다'는 스토리의 전형이었기 때문이다.
후에 학자들은 허준이 서얼인 것은 맞지만 역적 집안
도 아니고 생모가 산청 출신이라는 점 외에 산청과 크
게 관련이 없었다는 내용 등을 밝히면서 소설의 허구를
비판하기도 하였다. 필자처럼 학문으로 접근하는 사람
들이야 역사적 사실이 중요하지만, 이은성 작가의 허구
적 상상력은 과거 시청자들이 〈집념〉을 주목했던 것처
럼 많은 독자들이 이 소설에 환호하였다. 이 관심 때문
이었는지 MBC는 1999년 드라마 〈허준〉을 다시 방영하

게 된다. 역시 내용은《소설 동의보감》을 기반으로 하고 있으며 극적인 요소를 훨씬 더 많이 추가하였기 때문인지 이 드라마 또한 많은 주목을 받았다.

이렇게 허준과 『동의보감』은 40대 이상 대한민국 국민이라면 너무나 잘 아는 내용일 듯하다. 그럼 왜 이 시기에 허준과 『동의보감』이 등장했던 것일까?

1592년 임진왜란은 조선의 시스템을 무너트렸다. 의학도 마찬가지였다. 『동의보감』 서문에 보면 선조가 허준에게 의학서를 출간할 것을 명하고 궐내에 있던 의방서 500권을 주어 참고하게 했다고 하였는데, 이 시점이 바로 임진왜란 후인 1596년이다. 필자가 오래 간직했던 기억인 소설 속 허준이 선조를 따라 몽진을 떠날 때 책을 지고 피란 가는 장면이 사실은 앞뒤가 안 맞는 이야기인 것이다. 하여튼 선조는 평양성을 거쳐 빠르게 의주까지 피신하였고, 이때 많은 신하가 함께했으며 피란을 가면서 조선의 들판에 전쟁으로 그리고 질병으로 고통받는 참담한 민중을 직접 마주쳤을 것이다. 또한 전란으로 조선 전기부터 갖추었던 의료제도의 붕괴가 있었을 것이다.

조선 초 의료제도를 정비하면서 전의감典醫監을 설치

하였다. 전의감은 고려의 전의시典儀寺를 모방한 것으로 왕실 약재의 조달과 왕실 및 조정 관료의 진료, 약재의 출납 및 채취, 의서 편찬, 의학교육, 취재取才 등 모든 의료 관련 사업을 관장하였다. 또 내의원을 설치하였다. 내의원은 고려의 상약국尙藥局과 유사한 것으로 처음에는 전의감에 속해 있다가 세종대에 독립기구가 되었으며, 주로 왕실의 진료를 담당하였다. 일반 백성을 위한 의료기구도 설치하였다. 바로 혜민서惠民署였다. 이 외에 전염병이 발생하면 진료를 담당하던 활인서活人書도 있었다. 이들은 주로 중앙의료체제였고, 특히 전의감, 내의원, 혜민서를 통칭하여 삼의사三醫司라고 부르며 국가 의료체계를 확립하였다.

지방에도 의료기구들이 설치되었다. 지방에 의원을 설치했는데, 각 도 내의 큰 군현을 중심으로 의원을 운영하여 지방의료의 거점으로 삼았다. 지방에 설치된 의원에는 의생을 교육하고 지방민을 치료했던 '의학교유醫學敎諭'와 혜민서에 속했던 의관이었지만 지방에 파견되어 향약鄕藥 채취에 종사하는 '심약審藥'을 파견하였고, 지방에서 의학을 배웠던 의생들과 함께 지방의료의 주축이 되었다.

이렇게 잘 조직된 의료 시스템은 전란으로 무너졌다. 중앙정부의 의료기구는 어느 정도 원활하게 운영되었지만 지방은 그러하지 못했기 때문이다.『동의보감』서문에 선조가 언급한 내용을 보면 이러한 내용을 잘 살필 수 있다.

> 지방 마을과 후미진 동네는 의약醫藥이 없어서 요절하는 사람들이 많다. 우리나라에 향약이 많이 나오는데 사람들이 (그것이 향약인지) 알지 못한다.

조선 초기처럼 의학교유와 심약이 지방에 제대로 파견되고 또 그들이 활동할 의원이 제대로 설치되었다면 이와 같은 인식은 나타나지 않았을 것이다. 지방에는 질병으로 고통받는 민중이 있고, 군주는 이들을 보호해야 하는데, 의료 시스템이 무너져 그 역할을 수행하지 못하므로『동의보감』과 같은 의서를 편찬하여 이를 극복하고자 한 것은 아닐까 한다. 그래서인지『동의보감』의 구성은 독특한 부분이 있다.

1999년 방영된 드라마 〈허준〉에 나오는 장면으로, 허준은 의과시험을 보기 위해 한양으로 향하던 중 머물렀던 고을 근처에 역병이 돌아 이를 치료하다가 시험 기일에 늦어 낙방하였다(물론 경쟁자였고 스승의 자제였던 유도지는 시험 기일을 놓칠 수 없다 하여 환자들을 두고 한양으로 향해 길을 떠난 후 과거에 합격하여 먼저 내의원에 들어갔다). 그 다음 차례에 다시 한양에서 의과시험을 보고 내의원에 들어갔다. 의과시험은 잡과로 과거시험 중 하나였는데, 드라마에서는 재미 요소를 첨가하기 위해서였는지, 시험 치는 장면을 상세히 그렸다. 과거시험장에서 시험이 시작되고 관리가 시험 문제를 당일 공개하는 장면이 있었는데, 시험 문제가 5개였다.

내경內景, 외형外形, 잡병雜病, 침구鍼灸, 탕액湯液

드라마에서 의과시험의 시험과목이 또는 시험 문제로 제시된 위 다섯 가지 제목이 사실『동의보감』내 5편의 이름이다.『동의보감』「내경편」은 정기신精氣神이나 오장육부五臟六腑와 같은 인체 내부와 관련된 의학이론이나 치료법을 담았고,「외형편」은 머리부터 발끝까지 인체 외부에서 나타나는 질환이나 치료법을 담았으며,「잡병편」은 부인과 질환이나 소아과 질환을 포함한 나머지 대부분의 질환이나 치료법을 담고 있으며, 「침구편」은 경혈과 침구와 관련된 내용을 담고 있다. 주목되는 것은 「탕액편」이다. 한의학에서 탕액은 주로 한약재인 본초를 2개 이상 조합하여 물로 달여 낸 처방을 의미한다. 그런데 『동의보감』 「탕액편」은 처방에 대한 내용이 아니라 본초 하나하나에 대한 내용이 담겨 있다. 보통 한의서에는 본초를 소개할 때 본초편이라고 하는 것이 더 일반적인데, 유독 『동의보감』에만 본초에 대한 내용을 「탕액편」이라고 하고 있다. 또 본문에서도 본초에 대한 허준의 견해를 엿볼 수 있는 부분이 있다. 바로 '단방單方'이라고 표기한 내용이다. '단방'도 역시 본초에 관한 내용이다. 여기에도 '본초'라 표기해도 될 것을 굳이 '단방', 즉 본초 홑 개[單]로 구성된 치료 처방[方]이라는 용어를 선택해 제시한 것이다. 정확한 이유를 알 수는 없지만, 전란으로 본초를 구하기 힘든 상황이었고, 또 본초를 구한다 하더라도 여러 본초를 조합하여 하나의 방제를 구성하는 방식은 고도로 숙련된 한의사에게나 가능한 일이었기 때문에, 혹 하나의 본초를 이용해 치료 수단으로 삼는 것이 한의학에서 일반적인 처방을 이용하는 것보다 효과는 떨어지더라도 응급 시 사용할

수 있는 방편이 되었던 것은 아닐까? 또 허준이 『동의보
감』 전체에서 오직 「탕액편」에만 본초의 향약명을 언해
諺解로 표기한 이유도 언해를 읽을 수 있는 사람이면 향
약명을 이해하고 약재를 쉽게 구해 응급 시 스스로 치
료하도록 배려한 결과는 아닐까?

이렇듯 전쟁으로 무너진 조선의 의료 시스템은 동아
시아에서 유래를 찾아볼 수 없는 의학 베스트셀러인 『동
의보감』의 탄생을 초래하였고, 아이러니하게도 전쟁이
의학의 발달을 촉진하는 역할을 했다고 볼 수 있다.

군인과 의학

전쟁에서 군인은 다치는 일이 다반사였기 때문에 군
인에게 특화된 의학이 발달하게 마련이다. 우리나라는
군병원에 대한 인식이 그렇게 좋은 편이 아니지만, 미국
의 경우는 대통령도 주로 군병원을 찾는다. 미국의 군병
원이 일반병원에 비해 수준이 꽤 높기 때문일 것이다.
미국의 수도 워싱턴 DC 인근에 있는 베데스다시에 월
터리드국군의료센터The Walter Reed Army Medical Center가 있

다. 베데스다라는 지명도 의학과 관련이 있다. 베데스다는 미국 메릴랜드주에 있는 도시로 월터리드국군의료센터 외에 국립보건원NIH과 국립의학도서관NLM이 있는 도시로 유명하여 의학의 도시라 해도 부족함이 없을 것이다. 베데스다는 원래 히브리어로 '은혜의 집'이라는 뜻이 있는데, 성모 마리아의 어머니인 성 안나가 태어난 곳이며, 요한복음에서 예수가 중풍에 걸린 남성을 기적적으로 치료한 장소다. 이 베데스다에는 항상 병에 걸린 환자들이 모여 있었다고 하는데, 그 가운데 연못이 있어 치유의 샘으로도 알려져 있다.

군의학을 보통 군진의학軍陣醫學이라고 한다. 군진의학이란 군인과 관련된 의학을 의미하는 것으로 군인의 보건·위생이나 전상병戰傷兵의 진료·방역 등을 다루는 의학이다. 전쟁은 인류의 존재와 더불어 현재까지 진행되고 있으며, 전쟁에 참가한 군인은 항상 각종 외상과 질병에 노출되어 있다. 전통사회에서도 전쟁에 참가한 군인들은 제한된 시간과 공간 때문에 평화로운 시대에 일반인이 질병이 걸렸을 때 받을 수 있었던 진료와는 다른 형태의 진료를 받을 수밖에 없었을 것이다. 이에 따라 군인들에게 특화된 진찰 방법과 의술이 존재했을 것이다.

한의학에도 이러한 군진의학의 기록이 남아 있을까?

의서 중에 『병부수집兵部手集』이란 책이 있다. 책 이름에서도 알 수 있듯이 군진의학의 모습을 담고 있는 의서다. 이 책은 당대唐代의 서적으로 이강李絳이 저술한 것이다. 이강(764~830)은 자가 심지深之로 찬황현贊皇縣(현재 허베이성 스자좡石家莊 인근) 사람이다. 과거를 통해 한림학사翰林學士가 되었으며, 무관으로서 절도사節度使가 되기도 하였고, 830년 군대를 이끌고 촉蜀 지역을 평정하고 돌아오다 병변으로 사망하였다. 또한 『신당서新唐書』 「예문지藝文志」에는 대화大和(817~835) 연간에 설홍경薛弘慶이 『병부수집』 3권을 저술하였는데 이 내용은 병부상서兵部尙書를 지낸 이강이 전한 처방이라고 되어 있다. 『병부수집』의 저자에 대해서는 서로 다른 기록이 존재하지만 내용은 이강이 서술한 것임에 틀림없다. 하지만 안타깝게도 서적이 현재 온전하게 전해지지 않는다. 그러나 다행히 우리나라 의서인 『의방유취醫方類聚』, 『향약집성방鄕藥集成方』에 『병부수집』 내용이 다수 인용되어 있다.

『의방유취』와 『향약집성방』에 수록된 『병부수집』 내용 중 통증 질환이나 외상성 질환, 뱀이나 곤충의 독에 의한 질환 등은 군인에게 일어날 수 있는 질환이며, 책에는 이러한 질환에 대한 치료법을 잘 설명하고 있다. 한편 소화기계 질환이나 호흡기계 질환, 피부과 질환, 내과 질환, 감기와 같은 외감 질환, 소아과 및 부인과 질환에 대한 내용도 있다. 언뜻 보기에 전시에 군인들이 겪는 질환으로 보기에는 적합하지 않지만 질환의 처치법을 자세히 살펴보면 대개 한두 가지 본초를 이용하여 치료하는 방법을 제시하고 있어 군영에서 일어날 수 있는 질병에 대한 치료법을 제시한 것으로 생각된다. 왜냐하면 군진의학이 반드시 전쟁을 통해서 이룩된 것이 아니라, 군영이 있는 곳으로서 의학적 기반이 미비한 지역에 군인 및 군솔(부인, 소아 등)이 있고, 이들과 관련된 의학적 처치법이 필요하였으며, 또 이를 해결해 나가는 방법이 제시된 내용으로 봐야 하기 때문이다. 처방으로 사용된 본초를 보더라도 구기자, 치자, 마늘, 생강, 건강乾薑, 양의 똥, 밀가루, 대나무즙, 소의 오줌, 달걀, 송진, 죽순, 쌀가루, 돼지기름, 맥아, 말고기, 말의 똥 등 군인들이 군영 주위에서 손쉽게 접할 수 있었던 약재가 다수 이용되었다고 볼 수 있다.

전쟁과 전염병의 전파

전쟁은 특수한 상황이기 때문에 전염병이 창궐할 만한 환경이 쉽게 만들어진다.『태조실록』에 보면 태조의 요동정벌에 반대하면서 낸 의견에 역병의 문제가 언급되어 있다.

지금에 출사出師하는 일은 네 가지의 옳지 못한 점이 있습니다. 작은 나라로서 큰 나라에 거역하는 것이 한 가지 옳지 못함이요, 여름철에 군사를 동원하는 것이 두 가지 옳지 못함이요, 온 나라 군사를 동원하여 멀리 정벌하면, 왜적이 그 허술한 틈을 탈 것이니 세 가지 옳지 못함이요, 지금 한창 장마철이므로 활[弓弩]은 아교가 풀어지고, 많은 군사들은 역병을 앓을 것이니 네 가지 옳지 못함입니다.

군인은 집단을 형성하여 생활하기 때문에 무엇보다도 역병이 문제가 되었을 것이다. 집단생활을 하는 사람들에게 위생은 중요한 문제다.

잉카문명 멸망의 원인이 에스파냐군이 전한 전염병

이었다는 가설도 있다. 시카고대학교의 저명한 역사학자인 월리엄 맥닐은 아스테카 왕국의 정복과 잉카제국의 멸망이 에스파냐군이 원인이 되었다고 역설한다. 아스테카 왕국을 침입한 군대는 에르난 코르테스의 에스파냐군이었다. 코르테스는 에스파냐 카스티야를 정복하고 현 멕시코 본토 지역인 아스테카 왕국을 정복하였는데, 그의 군의 규모가 600명 정도였다고 한다. 윌리엄 맥닐에 따르면 코르테스는 멕시코인디언들의 협력을 얻어 아스텍인과 싸우기는 하였지만 군의 규모가 그리 크지 않았다. 그런데도 아스테카 왕국을 쉽게 정복할 수 있었던 이유가 아스텍인들이 에스파냐군과 교전한 뒤 그들의 문명에 천연두가 창궐했던 사실에 있었다고 보았다. 에스파냐의 또 다른 정복자인 프란시스코 피사로도 코르테스의 아스테카 정복 소식을 접하고 남미로 가 잉카제국을 정복하였는데, 화려했던 잉카문명이 역사에서 갑자기 자취를 감춘 이유도 전염병의 창궐이었을 것이라 보았다.

　우리 역사에도 전쟁과 관련된 전염병의 창궐이 있었다.

　『동의보감』의 저자 허준은 전염병과 관련하여 두 권

의 서적을 저술하였다. 하나는『신찬벽온방』이고, 다른 하나는『벽역신방』이다.『벽역신방』은 당독역唐毒疫이란 질병에 대한 의서로, 당독역은 현대 질병으로 치면 성홍열에 해당하는 것이다.

『벽역신방』은 동아시아에서 성홍열을 기타 유사한 열성 전염병과 구별한 최초의 서적이다. 질병의 이름이 특이한데 이름에 '당唐'을 붙였다는 사실이다. 우리 역사에서 '당'이 붙어 있는 명칭은 '중국에서 수입된'이란 의미를 나타낼 때가 많다. 닥나무를 이용해 만든 우리의 종이는 한지인 반면 중국에서 수입된 종이는 당지라고 했고, 우리의 한약재를 향약이라고 한 것에 비해 중국에서 수입한 약재는 당약唐藥이라고 하였다. 이처럼 당독역이란 명칭은 역병이지만 우리나라에서 전염이 된 역병이 아니라 중국에서 유입된 역병이란 의미가 있다.『벽역신방』이 저술된 시기는 역시 임진왜란 이후였다. 임진왜란이 발발하자 명은 조선을 돕기 위해 군대를 파견하였고, 또한 당시 한반도 북쪽에는 중국과의 접촉이 빈번했다. 이처럼 전쟁을 통해 조선인과 중국인의 접촉이 매우 빈번해지면서 17세기 초 조선 북쪽에 역병이 창궐하였던 것을 허준은 중국에서 유래된 전염병으로 인식했을 것이다.

100여 년 전에 창궐했던 스페인독감도 전쟁과 관련이 있다.

스페인독감은 1918년에 발생했던 인플루엔자 바이러스로, 20세기에 들어서서 가장 크게 유행하고 치명률이 높았던 전염병으로 유명하다. 스페인독감은 제1차 세계대전(1914~1918)이 끝날 무렵에 창궐하였는데, 전쟁으로 인해 세계 인류가 각지로 이동하면서 전 지구적 현상으로 파급되었다고 볼 수 있다. 이 독감의 발생지가 사실 스페인은 아니었지만 유럽 사람들이 '스페인독감'으로 불러 스페인이 오명을 썼다.

2021년 중국 우한에서 발생한 바이러스를 UN이 '우한 바이러스'라고 하지 않고 'COrona VIrus Disease-19', 즉 'COVID-19'로 부르기 시작한 것도 국가나 지역에 책임을 전가하는 듯한 방식을 피하기 위해서다. 스페인독감의 발생 원인에 대해서는 여러 설이 있다.

중국의 노동자인 쿨리苦力, Coolie들이 중국 본토뿐 아니라 유럽과 미국으로 나가 건설이나 농업 분야 등으로 많이 진출하였으므로 이들에 의해 전파되었다는 설도 있고, 또 유럽의 어떤 병원에서 시작되었다는 설도 있

어 정확히 알기는 어렵지만, 대체로 유럽에서 발발한 제
1차 세계대전으로 인해 유럽, 아시아, 아프리카, 아메리
카 등 여러 국가가 연합국으로 참전했기 때문에 전쟁이
끝난 후 유럽의 질병을 자신의 나라로 이주시켰을 것이
라는 가정은 쉽게 해볼 수 있다.

어찌되었든 스페인독감은 1차 유행, 2차 유행을 거치
면서 전 세계에서 맹위를 떨쳤다. 특히 2차 유행은 심각
한 결과를 초래했는데 당시 인구의 3%가 넘는 인구가
이 독감으로 사망하였다. 유럽 국가의 이름을 달고 있는
독감이었지만 인도를 포함한 아시아 국가에도 큰 영향
을 미쳤다. 한국은 이 독감을 '무오년 독감戊午年 毒感' 또
는 '서반아 감기西班牙 感氣'라고 불렀는데, 10만 명 이상
이 이 독감으로 사망하였다는 통계가 있다. 당시 신문기
사가 이러한 우려를 잘 나타내고 있다.

西班牙 感氣가 또다시발싱이되는듯 잇썩에 크게주의
흐라

1919년 10월 14일 〈매일신보每日申報〉

이 기사에 따르면 "작년(1918)과 재작년(1917) 조선에

계속하여 감기라 할 수 있는 스페인 감기가 유행해서 매우 지독하였는데, 호역도 무섭지만 이 스페인 감기도 사람을 무척 죽여서 생각만 하여도 전율을 느낀다"면서 "올해도 상해에서 이미 악성 감기가 발생할 조짐이 있다는 말을 들었으므로 올겨울도 참으로 무섭기 한량이 없다"라고 하였다. 여기서 '호역'은 '胡疫'을 의미하는 것으로 호떡이 중국에서 기원한 떡이란 의미처럼 중국에서 기원한 역병을 의미한다. 즉, 전통적으로 중국에서 기원한 (또는 그렇게 믿는) 역병도 무섭지만 이번 스페인 감기가 더 무섭다는 의미가 되는데, 유럽에서 유행한 독감이 극동아시아 지역에도 유입되었다는 반증이 되고 있다.

2장

의학이론의 발달 과정

1 의학이 발달할 수 있었던 전기

송나라 과학기술의 발전

송나라를 세우고 후에 태조가 되는 조광윤趙匡胤은 아버지가 금군의 지휘관이었고, 조광윤은 수도인 변경汴京을 지키는 절도사였다. 당나라 말기 절도사의 전횡으로 나라가 혼란에 빠졌는데, 우리가 잘 아는 당 현종과 양귀비楊貴妃 그리고 안록산安祿山의 일화가 그 예다. '개원의 치[開元之治]'라고 불릴 정도로 태평성세를 누린 당 태종도 절세가인에 눈이 어두워져 절도사의 불충을 헤아리지 못했던 사실이 있고, 현종 대에도 무력을 가지고 있었던 절도사 안록산이 부하인 사사명史思明과 함께 양귀비의 오빠인 양국충 타도를 명분으로 반란을 일으키는 등 절도사는 중앙정부의 위협이 되었다.

당 중기에도 절도사가 난을 일으키는 등 중앙정부

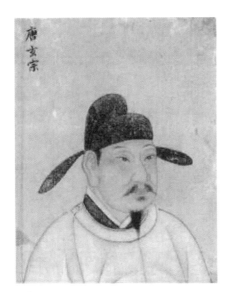

당 현종

에 위협적인 존재였는데, 당 말기에 결국 절도사에 의해 당이 멸망하고 말았다. 당 말기 자연재해와 절도사의 권력 강화 등이 문제가 되었고, 희종대에 들어와 황소黃巢의 난이 발생하면서 국력이 쇠하였다. 황소가 난을 일으켜 수도였던 낙양과 장안을 점령하였고, 이 난은 평정되었으나 당시 공을 세운 주전충朱全忠은 도리어 당의 마지막 황제 애제哀帝를 폐위시키고 스스로 황제에 올라 양梁의 태조가 되었다. 이후 중국은 후량後梁, 후당

後唐, 후진後晉, 후한後漢, 후주後周가 등장하여 5대五代시대
인 혼란기에 접어들었다. 조광윤은 후주의 금군 지휘관
인 조홍은趙弘殷의 아들이었는데, 후에 금군의 군권을 쥐
게 되고 결국 스스로 송의 황제 태조가 되었다. 조광윤
은 황제가 된 후 5대10국의 혼란기를 평정하고 당 이후
중국을 다시 통일하였다.

송 태조는 당 말기 절도사들이 지방 조직인 번진을
통솔하며 세력을 키워 중앙정부의 위협이 되었다는 사
실을 잊지 않았던 것 같다. 태조는 번진의 할거와 같은
상황이 다시 재현되는 것을 막기 위해 중앙집권적 군주
독재체제를 확립하였고, 무인들의 세력 확장을 막고자
문치주의文治主義를 중심에 두었다. 문치주의를 내세운
태조의 입장을 잘 나타내 주는 일화가 있다.

후주 시기부터 자신을 도와 중국의 통일을 도운 장군
석수신과 고희덕이 태조의 대업을 칭송하는 자리에서
"너희들이 없었으면 황제가 될 수 없었다. 그러나 나는
황제가 되고 난 다음에 오히려 편안히 잠을 잘 수가 없
다"라고 하자 두 장군이 그 이유를 물었고, 태조는 "어떤
사람들이 너희들 몸에 황포黃袍를 입혀 준다면 황제를
하지 않겠나?"라고 하였다.

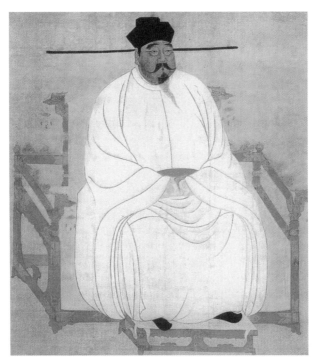

송 태조 조광윤

이에 두 장군은 황제가 자신들을 의심하고 있다는 사실을 알게 되었고, 어떻게 하면 좋겠냐는 물음에 다시 태조는 "너희들이 병권兵權을 내놓고 즐겁게 살면 나도 안심할 수 있고 너희들도 평안무사할 것이다"라고 하였다.

이렇듯이 태조는 군대 동원의 결정권자도 문인이 맡

도록 하였으며 대부분의 무관직에 문관을 임명하여 문인 우대 정책을 펼쳐 나갔다. 이러한 문인 우대 정책은 국력의 약화를 가져왔고, 후에 휘종徽宗과 흠종欽宗이 금의 볼모로 잡혀가는 사건인 '정강의 변[靖康之變]'까지 발생한 것도 이와 무관하지 않아 보인다. 하지만 송 태조부터 확립된 문치주의는 다른 방향에서는 발전의 토대가 되었다.

모두 다 알고 있듯이 중국의 4대 발명품은 종이, 인쇄술, 화약, 나침반이다. 종이가 발명된 시기는 중국 한나라 때였다. 그 이전에는 대나무나 나무를 이용해 기록하였다. 이것을 죽간竹簡과 목간木簡이라고 하는데, 죽간이 더 흔한 기록 매체였다. 동양 문화권에서는 글자를 쓸 때 보통 위에서 아래로 썼는데, 이것은 죽간에 글씨를 쓰던 과거의 일에서 비롯된 것이다. 대나무를 잘라 '간簡'을 만들어 그 위에 글씨를 썼으니 글씨를 위에서 아래로 쓰는 것은 당연한 결과였을 것이다. 우리는 문장이 뒤섞여 원 문장의 모습을 잃어버린 것을 착간錯簡이라 하고, 책을 세는 단위를 권卷이라 한다. 이는 죽간에 글을 쓰고 가죽으로 이어 둘둘 말아 보관하였던 사실에서 '권'으로, 둘둘 말린 죽간의 가죽이 썩거나 끊어져 죽간이 섞

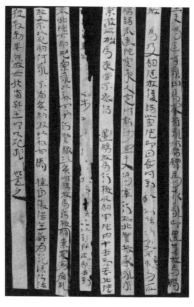

죽간

인 상태라 죽간의 차례를 알 수 없다는 사실에서 '착간'
이라 부른 것도 모두 죽간 형태의 기록물에서 유래한
용어다. 이러한 상황은 한나라 때 종이의 발명으로 바
뀌게 되었다. 죽간은 당시 기술로는 기록을 남길 수 있
는 최선의 방법이었으나 기록하기가 힘들고 '착간' 같
은 문제도 있었기 때문에 새로운 기술이 필요했다. 중국
한나라의 환관이었던 채륜蔡倫은 처음에는 나무껍질, 삼

베 조각, 헝겊 등을 이용해 기록이 가능하도록 하였는데, 이것이 이후 식물 섬유를 이용해 만든 종이의 기원이 되었다.

당시 중국에서는 비단에 글을 남기는 백서帛書나 죽간과 목간 등에 글을 새겼는데, 비단은 값이 비싸 일반인들이 사용할 수 없었고 죽간이나 목간은 많은 양의 글을 기록하기 어려웠다. 또한 무게도 무거워 운반과 보관이 용이하지 않았다. 하지만 채륜에 의해 발명된 종이는 상대적으로 사용하기가 편했고 비단, 죽간 등에 비해 만들기도 쉽고 저렴해 종이가 발명된 이후로는 대부분의 기록이 종이로 만들어지게 되었다. 이로 인해 저렴한 재료로 가볍고 질기며 문자를 기록할 수 있는 매끄러운 종이가 탄생하였다. 지금 종이를 뜻하는 한자 지紙는 당시에는 비단을 만들고 남은 재료로 만들어진 천을 가리키는 말이었기 때문에 채륜이 만든 종이는 채후지蔡侯紙(채륜이 만든 종이라는 뜻)란 말로 높여 불렸다. 그가 발명한 종이는 그 후 백서, 죽간, 목간 등과 함께 사용되다가, 남북조시대에 이르러 널리 쓰이게 되었다. 종이의 발명은 기록 문화에 많은 영향을 미쳤다. 그래서 경세서經世書는 물론이고 역사서와 농업 등의 실용서도 등장할 수 있었다.

　의서도 마찬가지였다. 춘추전국시대부터 발달한 의학이론과 의학 지식의 전수는 처음에는 죽간이나 백서의 형태로 이루어졌다. 유명한 마왕퇴馬王堆 백서가 그 예다. 후한 시기에 들어서 한의학 경전으로 불리는『황제내경소문黃帝內經素問』,『황제내경영추黃帝內經靈樞』,『상한잡병론傷寒雜病論』,『신농본초경神農本草經』,『난경難經』등이 종이 기록물로 역사에 등장하였고, 한의학 이론과 임상 경험이 기록되었다. 이러한 기록물은 송나라 이전까지 중간에 유실되기도 하고 한국과 일본으로 전파되기도 하였다. 현재 한의학을 배우는 학생들이 모두 한나라 때 출판된 형태 그대로는 아니지만『황제내경소문』,『황제내경영추』,『상한잡병론』,『신농본초경』,『난경』을 볼 수 있는 것도 이때 종이로 기록되었기 때문이다.

　한편 송대의 문화 발전에 크게 이바지한 것은 중국의 4대 발명품 중 하나인 인쇄술이다. 왜냐하면 인쇄술의 발전으로 다양한 서적의 대량 출판이 가능해졌고, 대량으로 출판된 서적이 보급되어 규격화된 지식의 확산이라는 결과를 낳았기 때문이다. 앞서 한나라 때 발명된 종이가 기록 매체의 획기적인 발전의 토대가 되었다면,

인쇄술은 지식의 확산이란 측면에서 매우 의미 있는 성과였다. 이미 당 말부터 나타난 목판 인쇄는 송대에 이르러 크게 보급되었다. 그래서 유교의 경전뿐만 아니라 불교의 대장경 등 관 주도로 출판된 관찬본官撰本 그리고 일반인에게 인쇄술이 보급되어 출판된 사찬본私撰本까지 만들어졌다.

서적의 대량 출간은 한의학 분야에서도 이루어졌다. 특히 의서는 생명을 다루는 학문이었기 때문에 내용의 정확성이 확보되어야 했다. 그 이전까지 의서는 주요 서적을 중심으로 필사본이 많았다. 한나라 때 등장한『황제내경소문』,『황제내경영추』,『상한잡병론』,『신농본초경』,『난경』등도 실존하지 않아 내용을 모르거나 전해져 내려오는 서적이 있었다 하더라도 필사본이 많았기 때문에 내용도 차이가 많았다. 그래서인지 송나라는 의서 출간에 공을 들였고 의서를 출간하기 위해 내용을 정리하는 특별기구도 설치하였다. 바로 '교정의서국'이었다. 교정의서국은 말 그대로 의서를 교정하는 관청이었다.

송나라 의학의 발전

송나라는 여러 번 조서를 내려 의학서적을 수집하였으며, 의서를 국가에 바친 사람에게 높은 대우를 해 주었다. 의서를 정리하여 출간하기에 앞서 출간 대상인 의서를 수집하는 것은 반드시 필요한 일이었다. 한편 송은 당나라 본초서인 『신수본초新修本草』를 기반으로 개보開寶연간에 본초서를 편수하였다. 이를 시작으로 여러 의서를 편찬하였는데, 조선 전기에 출간된 『향약집성방鄕藥集成方』에 다수 인용된 『태평성혜방太平聖惠方』도 이 시기에 출간되었다. 또한 송 인종仁宗은 의서를 모아 집현교리集賢校理에게 명하여 『황제내경소문』, 『난경』 등 한의학 주요 서적을 정리하고 교정하여 반포하게 하였는데 처음에는 모사를 한 터라 오류가 있을 수밖에 없어 새롭게 교감, 수정하자는 요구가 있었다. 결국 인종은 명을 내려 교정의서국을 설치하게 하고 교정관을 임명함과 동시에 의관과 함께 의서의 내용과 문자를 정확하게 교정하도록 하였다.

하지만 황제의 명으로 교정을 했다 하더라도 오류는 있었다. 일종의 어명을 어긴 셈이다. 한의학에서 오행

속성을 언급할 때 인체의 체액을 오액五液이라 부르는데, 바로 누·한·연·체·타漏·汗·涎·涕·唾(눈물·땀·묽은 침·콧물·끈적끈적한 침)다. 그중에 문제가 되는 것이 바로 콧물을 의미하는 글자 '체涕'인데, 이는 '수水'와 '제弟'로 구성된 글자다. 하지만 콧물을 의미하는 글자는 '체涕'가 아니라 '이洟'고 '체涕'는 콧물을 의미하는 것이 아니라 눈물을 의미하는 '눈물 체'다. 한편 '이洟'는 '수水'와 '이夷'로 구성된 글자로 콧물을 의미하는 '콧물 이'다. 교정의서국에서 출간한『황제내경』에도 콧물에 대한 내용을 '洟'가 아닌 '涕'로 표기하였다. 아마도 교정의서국에서 의서『황제내경』을 출간하면서 이전 필사본에서 '洟'를 '涕'로 잘못 필사하였던 것을 그대로 출간하였거나 교정의서국에서 '洟'로 교정해야 하는 것을 '涕'로 잘못 교정한 것은 아닐까?

아무튼 교정의서국에서『황제내경소문』,『황제내경영추』,『상한론』,『비급천금요방備急千金要方』,『맥경脈經』등 주요 서적을 다 교정하여 출간하였다. 그중 현대 경혈학 이론의 근간이 되는『황제내경영추』의 경우 전해지는 서적이 없어서 교정을 할 수 없었는데, 당시 고려에서 소장하고 있던『침경鍼經』을 확인하고 이를 기반으로 『황제내경영추』를 출간하였다.

이처럼 송나라는 교정의서국을 설립하여 의서 출간에 공을 들였다. 의서 출간에 공을 들였다는 것은 의서를 보급하기 위함이었다. 의학 분야뿐 아니라 서적의 보급은 송나라 시기 보편적인 일이었을 것이라 판단된다. 이는 송나라 때 과거제도의 정착과 관련이 있다.

과거제도는 수隋 문제文帝가 새로운 관리를 선발하기 위해 시행한 제도였다. 과거제도는 중앙집권국가의 저해 요소인 귀족 세력에 대한 견제 장치로 귀족 세력을 대신할 능력이 있는 인물을 등용하여 국가를 운영하고자 만든 제도였다. 신라의 최치원이 당나라의 과거에 합격하였듯 과거제도는 국가의 인재를 선발하기 위해 외국인도 마다하지 않을 정도였다. 과거제도 시행 초기에는 새롭게 선발된 관료가 있었음에도 귀족 세력의 역할도 유지되었다. 송나라에 들어와서야 과거제도로 선발된 관리가 국가 관리의 대다수가 되는 등 제도적 보편성을 가지게 되었다. 한편 과거제도를 시행하려면 다수의 일반 지식인이 있어야 가능했다.

지식은 물론 선생과 제자 사이의 사승 관계로 전수되는 것이 보편적이었지만 지식의 확장을 위해서는 서적이 필수적인 요소였다. 개인이 가진 한계를, 스승이 가진 한계를 극복할 수 있었기 때문일 것이다. 즉, 서적의 보급으로 개인이 가진 한계를 극복할 수 있었을 것이다. 귀족 중심으로 가문 중심으로 전승되던 지식 체계는 서적의 등장으로 새로운 전기를 마련했을 것이다. 배움의 기회가 넓어지고 지식의 고도화의 기회가 확대되었을 것이다. 그렇게 해서 지식인들은 늘었을 것이고, 다양한 지식인이 등장하면서 지식의 깊이가 남다른 특출난 인재도 등장했을 것이다. 지금도 스승에게 지식을 배우면서도 도서관의 서적이 지식의 기반이 되고 나아가 '청출어람靑出於藍'의 인재도 배출되니까 말이다.

한의학 분야도 마찬가지였다. 의학 술기術技와 같은 의학 지식은 표준화가 필요하다. 예를 들어 경혈에 대한 지식의 경우 어느 의사든 서적에 기재된 경혈과 인체의 경혈 위치를 공통적으로 알아야 한다. 서적이 보급되기 이전이라면 스승에게 배운 경험 지식이 이것을 배운 의사의 지식 체계의 전부일 수 있다. 그 지식을 기반으로 환자에게 침을 놓았을 때 환자의 질병이 낫지 않는다면 환자의 질병에 대한 의사의 진단이 문제인지 아니면 진단은 제대로 했는데 이에 따른 경혈의 조합이 잘못되었는지 분간할 수 없다. 하지만 경혈도가 그려져 있는 경혈 관련 서적이 있다면, 또 그 경혈의 주치 병증에 대해 서술한 서적이 있다면 그 의사는 자신의 경험에 선대 의사들의 경험을 서술해 놓은 서적 지식과 결부하여 정교한 의술을 펼칠 수 있을 것이다.

송대 교정의서국에 의해 출간된 많은 서적은 지식으로 무장한 한의사들의 출현을 가능하도록 하였는데, 우리가 '유의儒醫'라 부르는 계층이다. 유의는 두 종류가 있었다. 하나는 이미 의사로 임상 경험이 풍부한 계층이 서적을 통해 의학이론을 통섭하고 후에 자신의 경험을 의학이론으로 수렴한 부류다. 다른 하나는 원래 과거제를 준비하는 등의 필요에 의해 지식층이었던 사람들이 의학 서적에 관심을 갖고 의서를 읽고서 임상 경험을 쌓은 부류다. 모두 유의였지만 송대 이후, 특히 북송이 멸망하면서 중국이 전쟁으로 혼란에 빠지자 과거시험을 준비했던 지식인들이 의사로 전향하여 후자의 경우가 많았다. 금나라 시기 장종정張從正이란 의사는 『유문사친儒門事親』이란 의서를 저술하였으며, 원나라 시기 주단계朱丹溪라는 의사는 유가儒家의 기본 사상인 격물치지格物致知에서 이름한 『격치여론格致餘論』이란 의서를 저술하였으니, 모두 유의로서 당시의 사회상을 보여 주는 사례다.

　지식을 겸비한 임상가들이 등장하자 이들은 단순히 의서를 읽고 이해하는 수준에서 벗어나 의학이론을 고도화하는 일을 하게 되었다. 유의들은 송대 교정의서국의 교정을 거친 수많은 의서를 접하게 되었을 것이다. 특히 의학 경전인 『황제내경소문』은 이들의 필독서였다. 하지만 『황제내경소문』의 내용은 바로 이해할 수 있게 구성되어 있는 것은 아니었다. 논란의 여지가 있는 문장, 이해할 수 없는 문장 등 풀어야 할 숙제가 많은 그러한 의학 경전이었다. 유의들은 이미 글을 읽고 이해하는 능력을 갖추고 있었기 때문에 어려운 내용의 의서라 해도 나름대로 깨달은 바가 있었다. 유의들은 이 깨달은 바를 개인의 경험으로만 남겨두지 않았다. 그들은 글을 읽을 수 있는 능력뿐만 아니라 글을 쓸 저술 능력도 갖추고 있었기 때문에 자신의 견해를 글로 적어 서적을 남기기 시작하였다. 또 직접 생산을 담당하는 노동자층이 아니었고, 글을 읽고 쓰고 하는 등의 일을 할 만큼의 경제력도 갖추고 있었을 것이므로 붓으로 글을 써서 책을 남기는 것뿐만 아니라 인쇄술을 통해 여러 권의 의서를 출간할 수도 있었을 것이다. 본인이 못했다 하더라도 그의 의학적 견해를 배우고자 하는 제자들이 생겼으므로 그 제자들이 대신 출간하는 일도 있었다.

이러한 일련의 과정은 의학의 발전에 선순환 구조를 형성하였다. 의서가 보급되고, 의서를 읽은 지식인이 배출되고, 지식인이 의학적 견해를 책으로 출간하자 의서는 기존의 의서에 더해 다양한 의서가 보급될 수 있었다. 즉, 문치주의를 표방했던 송의 등장은 종이라는 매체에 인쇄술이라는 과학기술을 만나 의학이라는 과학기술의 발전의 토대가 되었으며, 이는 또 다른 형태의 과학기술 발전에 촉매제가 되었다. 의학서가 이러했으니 경세서, 역사서 등과 농어업 등 인간의 경제 활동에 필요한 실용서도 같은 맥락으로 발전의 발전을 더하는 선순환 구조가 형성되었을 것이다. 이것이 송대 더 나아가 동아시아 전통의학이 발전할 수 있었던 전기轉機라 할 수 있다.

2 의학의 발달

전쟁 속의 의학 : 북송의 멸망과 금·원의 등장

필자가 젊었을 때 읽었던 무협지인《소설 영웅문》은
원제가《사조영웅전射雕英雄傳》·《신조협려神雕俠侶》·《의천
도룡기倚天屠龍記》의 사조삼부곡射雕三部曲이었다. 이것을
국내 모 출판사가《사조영웅전》은《제1부 몽고의 별》,
《신조협려》는《제2부 영웅의 별》,《의천도룡기》는《제
3부 중원의 별》이라는 제목으로 출간하였는데 800만
부 이상 팔렸다고 하니 당대 가장 유명한 베스트셀러
다.《소설 영웅문》은 중국의 역사적 사실과 문학의 허구
가 잘 버무려진 작품이다.《사조영웅전》은 금의 침입을
배경으로 시작하고,《의천도룡기》에서 명 태조 주원장
이 등장하니, 지금부터 이야기하고자 하는 북송의 멸망
과 금·원의 등장이 고스란히 담겨 있을 뿐만 아니라 주

인공이 겪는 다양한 일에 한의학적 내용이 풍부히 담겨 있다. 대학에서 강의하는 필자는 가끔 학생들에게 이 책을 읽어 보라고 권유한다.

《소설 영웅문》은 송나라 시기, 북송의 멸망, 여진족과 몽골족의 황하 유역 침입에 대해 잘 묘사하고 있다. 필자가 한의학을 전공하고 그중에서도 의학사를 연구하면서 이 소설 내용을 자주 회상하곤 한다. 현 중국의 하남성河南省(허난성) 개봉開封(카이펑)은 북송의 수도였다. 하남이라는 말은 황하의 남쪽이라는 의미로 개봉은 황하강 유역에 있는 도시인 셈이다. 도시라고 하면 다양한 계층의 사람이 모여 사는 공간이고, 한 나라의 수도라면 다른 도시에 비해 인구 수도 많았을 것이며, 문화의 다양성도 월등했을 것이다. 북송 시기 수도 개봉은 정치, 경제, 사회, 문화의 중심지였다. 지금도 개봉에 가면 우리가 잘 아는 포청천의 관아가 있고, 황궁도 재현해 놓았으며, 주변에 사찰과 탑이 무수히 많다. 지식의 유통이 수도 개봉을 중심으로 퍼져 나갔을 것이므로 당대의 지식인들은 개봉으로 모여들었을 것이다. 또한 북송은 과거제도 시행을 통해 인재를 등용하였으므로 더욱더 그러했을 것이다.

하지만 평화의 시대는 가고 북방 이민족의 침입이 시작되었다. 한반도 북부에서 발원한 여진족이 1115년 연경燕京(현재의 베이징)에 수도를 세우고 국호를 금이라 하였으니 송은 북방 이민족의 침입을 직접 마주하게 되었다. 또한 금의 배후인 몽골 초원에 몽골족이 등장하였다. 칭기즈칸이 몽골제국을 세운 후 5대 칸이자 칭기즈칸의 손자인 쿠빌라이칸(원 세조世祖)이 1271년 원나라를 건국하여 중국을 정복하였다. 1127년 금에 의해 수도 개봉을 함락당한 송은 수도를 장강 유역의 항주杭州로 이전하였다. 이런 정치적 소용돌이에 빠진 지식인들은 어떤 입장이었을까? 일부는 황하강 유역에 남아 여진족과 몽골족에 대항하였을 것이고, 또 다른 일부는 수도 이전에 따라 남으로 이동했을 것이다.

북송이 멸망하고 금이 황하강 유역을 차지하자 남아 있던 지식인들은 목표를 잃어버렸을 것이다. 특히 경세서經世書를 중심으로 학습하여 과거제를 통해 관료로 등용되고 최종적으로 치국의 꿈을 이루고자 했던 지식인들은 하루아침에 그 꿈이 사라져 버린 것이다. 이 지식인들의 일부가 '유의'가 되어 의학자로서 새로운 길을 모색한 것은 아닐까? 아울러 남송 지역의 지식인들도 마찬가지였다. 장강 유역에서 몽골의 침입에 저항하던 무인들과 지식인들이 있었을 것이다. 악비岳飛가 대표적인 무인武人이었고, 또 남송인으로 북방 이민족의 침입을 막고자 한 지식인들이 있었다. 그러나 결국 남송도 원元에 의해 통일이 되었다. 이후 지식인들은 '구유십개九儒十丐', 즉 직업 서열 10등급 중에 유학자 지식인은 9등급, 거지가 10등급이란 말이 생길 정도로 천대받았으니 사서삼경四書三經을 읽고 과거제도를 통해 관직에 나아가는 것이 어려운 일이 되고 말았다. 그나마 의학인들은 5등급으로 인정받았으니 신유학을 통해 성장한 지식인들이 의학에 관심을 갖기에 충분하지 않았을까 한다.

새로운 의학의 등장

송대 유의들에 의해 정리되기 시작한 한의학 이론은 성리학적 범주와 크게 다르지 않았다. '추기급인推己及人'의 사고는 "내 몸에 약을 쓰고 난 후에 가족에게 약을 쓰고, 가족에게 약을 쓰고 난 후에 타인에게 약을 쓴다"와

"삼대가 약을 짓지 않은 의원에게는 약을 구하지 말라"라는 말처럼 나에게 경험하고 효험을 보고, 그러고 나서 남에게 의술을 펼쳐야 한다는 사고로 옮겨갔다고도 할 수 있다. 본격적으로 유의가 등장하게 된 것이다.

새로운 의학이론을 창시한 사람이 금나라 시기에 여럿 등장하고, 또 원이 건국된 이후 장강 유역에서 또 새로운 의학이론을 창시한 사람이 등장하였다. 이들을 한의학계에서는 금원사대의가金元四大醫家라고 한다. 이 네 명의 의가는 한국에도 소개되었다.『동의보감』「집례集例」에 이 책이 왜 '동의東醫'인가를 설명하면서 이 네 명 중 두 명을 소개하고 있는데, 이것이 또한 북송과 남송의 시대 상황과 연결되어 있다.

"이동원李東垣은 북의北醫인데, 나겸보羅謙甫가 그 법을 전수받아 강소江蘇와 절강浙江 지역에까지 명성이 알려졌다. 주단계朱丹溪는 남의南醫인데, 유종후劉宗厚가 그 학문을 이어받아 섬서陝西 지역에까지 명성을 떨쳤다"라고 하니, 의가에서 남북의 명칭이 있어 온 지가 오래되었다. 우리나라는 동방에 치우쳐 있으나 의약醫藥의 도는 지속적으로 이어졌으니 우리나라의 의학도 '동의東醫'

라고 할 수 있다. 거울[鑑]은 만물을 밝게 비추어 형체를 놓치지 않는다. 이 때문에 원대에 나겸보가 『위생보감衛生寶鑑』을 짓고, 명대에 공신龔信이 『고금의감古今醫鑑』을 짓고 모두 '감鑑'으로 이름 지었으니 그 뜻이 여기에 있다. 지금 이 책을 펼쳐 한 번 보면 병의 길흉吉凶과 경중輕重이 맑은 거울처럼 환하게 드러나므로 『동의보감』이라고 이름을 붙였다.

이는 『동의보감』 「집례」의 내용인데 '북의'와 '남의'가 존재하던 중국과 달리 우리나라에 '동의'가 있다는 것이다. 이때 북의는 금나라가 장악한 북송 황하강 유역에서 활동한 의사 이동원을 중심으로 한 의학을 말하고, 남의는 원나라가 중국을 통일한 지역인 장강 유역에서 활동한 의사 주단계를 중심으로 한 의학을 말하는 것이다.
금원사대의가를 살펴보자.

유완소

유완소劉完素는 하북성 하간현河間縣 사람으로 일찍이 『황제내경소문』을 연구하여 질병의 양상에 대해서 연구하였다. 그는 모든 질병이 결국 화열火熱 질환으로 귀결된다고 생각하였다. 그 배경에는 북송 시대의 빈번한 전쟁, 열성병의 광범위한 유행, 북부 지방의 추운 지리 환경으로 인한 기름진 음식의 빈번한 섭취 등이 있기 때문이다. 특히 유완소는 전쟁으로 인해 발생한 질병을 질병의 원인이라고 생각하였다. 그는 화열론火熱論이란 새로운 의학이론을 주장하였고 그 치료 방법으로 한량 寒凉한 약물을 써야 한다고 하였다. 그래서 유완소와 그의 의학사상을 연구하던 사람들을 출신지를 따라 하간 학파河間學派라고 하고, 또 치료법에 따라 한량파寒凉派라 고도 한다.

장자화

장자화張子和는 하남성 사람으로, 치료법에 관심이 많았다. 그는 새로운 치료법으로 한汗(체표에 있는 사기를 땀으로 배출하는 치료법)·토吐(흉강과 상복강에 있는 사기를 구토하여 배출하는 치료법)·하下(하복강에 있는 사기를 설사하여 배출하는 치료법)라는 삼법三法을 주장하였다. 이 치료법은 조선에도 전해져『동의보감』에 하나의 문門을 통해 설명하기도 하였다. 그래서 장자화와 그의 의학사상을 연구하던 사람들을 치료법 때문에 사기를 공벌하는 의미로 공사학파攻邪學派라고 하고, 또 설사법을 치료의 범주에 넣은 특이성 때문에 공하파攻下派라고도 한다.

이동원

이동원李東垣은 하북성 사람이다. 이동원은 장부의 기능, 그중에서도 특히 비위脾胃의 기능에 관심이 많았다. 그는 모든 질병이 비위 기능이 부족하여 발생한다고 보았는데, 특히 밥솥에 해당하는 비위가 튼튼해야 하며, 솥을 데우는 불이 있어야 하듯 인체의 열기가 있어야 밥솥의 밥이 익는다고 인식하였다. 그는 『비위론脾胃論』, 『내외상변혹론內外傷辨惑論』과 같은 책을 저술하여 그의 의학사상을 세상에 전했다. 이러한 인식의 배경에는 역시 전쟁이 있었다. 전쟁을 통해 음식을 못 먹고, 집을 잃어 몸을 따뜻하게 할 수 없으며, 부역으로 전쟁터에서 과도한 노동을 하면서 비위 기능 허약으로 인한 내상병이 발생하였다고 보았다. 치료법도 비위를 보補하는 약물을 자주 사용하였다. 그래서 이동원과 그의 의학사상을 연구하던 사람을 그의 스승인 장원소張元素의 출신 지역인 역수易水를 이용해 역수학파易水學派라고 하고, 또 치료법으로 비위토脾胃土를 보하였기 때문에 보토파補土

派라고도 한다.

주단계

주단계는 절강성浙江省 단계丹溪 사람이다. 주단계는 인체에서 발생하는 비정상적인 열증에 대해 관심을 두고 '상화론相火論'과 '양상유여음부족陽常有餘陰不足'이라는 새로운 의학이론을 주장하였다. 즉, 인체에는 상화相火라는 인체에 해가 되는 화가 존재하는데, 이는 하늘의 해는 항상 둥글고[陽常有], 달은 찼다가 기우는[陰不足] 것처럼 인체 내부의 음인 진액이 부족하여 발생하는 것으로 간주하였다. 이에 진액을 보충하고 상화를 진정시켜야 한다는 자음강화滋陰降火라고 하는 치료법을 새로 제시하였다. 그래서 주단계와 그의 의학사상을 연구하던 사람들을 출신지를 따라 단계학파丹溪學派라고 하고, 또 치료법에 따라 자음파滋陰波라고도 한다.

이 네 명의 의사에 의해 제시된 의학사상과 그에 따른 치료법은 새롭게 주목받았고, 금원 시대 이후 명청 시대 의학가에게도 영향을 미쳤다. 특히 유완소, 이동원, 주단계는 모두 인체의 화열火熱에 관심이 있었다. 즉,

의학적 견해와 치료법은 상이했지만, 그 내면의 공통 요소로 인체의 화열이 인체의 생리병리를 이해하는 가장 중요한 키워드였던 것이다. 이러한 인식은 명청 시대에 등장한 열성 전염병을 대처하는 방법에 대해 직간접적으로 영향을 미쳤다.

3 전염병에 대한 인식

전염병이 나타나는 조건

|

송나라는 평화의 시대였다. 문치주의를 기반으로 하였으며 과학기술도 발전한 시대였다. 인쇄술의 발달로 많은 서적이 출판되었고, 서적 출간으로 지식의 표준화를 이룰 수 있었다. 한의약 처방을 수집하여 표준 처방집을 출간하면서 처방도 표준화가 이루어졌다. 처방을 수집하여 출간한 기구는 태평혜민화제국방太平惠民和劑局方이었으며, 처방집『태평혜빈화제국방』(줄여서『화제국방』)을 출간하였다. 이 이름에서 지금도 '처방' 대신에 '화제'라고 쓰기도 한다.『화제국방』은 평화의 시대여서인지 처방들이 보제補劑 중심으로 구성되어 있다는 평가를 받는다. 더구나 조열燥熱한 성질의 본초를 많이 써서 이 처방을 활용하여 질병을 다스리면 부작용으로 화

열 질환을 초래하는 경우가 많았다는 평가를 받는다. 또한 표준 처방집이 발행되자 의사들이 환자의 질병을 진단하고 그에 따라 처방을 구성하여 치료하지 않고 표준 처방집을 남용하는 일이 벌어졌다. 표준이 생기자 변통이 사라진 것이다.

하지만 금의 침입으로 전쟁의 시대가 시작되자 덩달아 의료 환경도 바뀌었다. 전쟁으로 집을 잃고 북방의 추위에 노출되자 화열병이 주로 나타났다. 또한 추운 겨울이 있는 지역에 살던 북방인들은 기름진 음식과 도수 높은 맑은 술을 즐겨 먹은 탓에 화열병이 주 질환이 되었다. 그래서 화열병을 치료할 수 있는 치료법이 개발되었고, 이후 화열병에 대한 지식이 쌓였다. 그래도 오한, 발열을 동반한 질환은 한나라 때부터 내려오던 의학 지식으로 대처할 수 있었다. 하지만 장강 이남으로 내려온 지식인들이 본 질병의 종류는 이와 사뭇 달랐다. 고온 다습한 중국 남부의 자연환경은 개봉 중심의 북방의학의 치료법으로는 다스릴 수 없는 질환을 만들어 냈기 때문이다.

명나라에 들어서면서 토지 개간과 상업의 발달로 단위 면적당 농업 생산량이 증가하였다. 그리고 토지를 매개로 하지 않고 생업을 이어가는 인구가 이전 시대에 비해 상대적으로 증가하였고, 상업이 발달함에 따라 인구가 모여 사는 도시도 발달하였다. 도시의 발달은 인구의 유입을 촉진시켰고, 다수의 인구가 모여 살고 있으므로 위생의 문제가 뒤따랐다. 즉, 전염병이 발생할 수 있는 모든 조건이 만들어졌다.

전염병에 대한 인식의 확장

한의학에서는 전염병을 통칭하여 온역溫疫이라고 한다. 온역에 대한 인식은 2,000년 전부터 있었다.『황제내경』에 다음과 같은 구절이 있다.

동상어한冬傷於寒 춘필병온春必病溫

겨울에 추위에 몸을 상하면 봄에 반드시 온열 질환을 앓는다는 것이다. 수당대 소원방巢元方은 자신의 저서인 『제병원후론諸病源候論』에 다음과 같은 구절을 넣었다.

차개인세시불화此皆因歲時不和 온량실절溫涼失節 인감괴려

지기이생병人感乖戾之氣而生病 칙병기전상염이則病氣轉相染易

내지재문乃至災門 연급외인延及外人

　세시歲時가 정상적이지 않으면 특이한 기운[乖戾之氣]으로 인해 질병이 발생하는데 전염이 강해 한 집안사람이 모두 죽고 그 인근의 사람에게도 재앙이 있다고 하였다. 이렇게 외부의 기운으로 인해 발생한 질병은 한나라 때부터 인식하고 있었던 상한傷寒 질병과 다른 특이한 양상이 있다고 인식한 것이다. 하지만 송나라 이전에는 이 특이한 질환에 대해 상한의 처방을 이용해 치료하였기 때문에 효과가 좋지 않았던 듯하다. 왜냐하면 상한의 처방이 따뜻한 성질의 본초로 구성되어 있었기 때문이다. 즉, 질병의 원인이 다르다고 인식했더라도 그 치료 방법에는 새로운 것이 없었던 시대였다. 하지만 점차 그 치료법도 달라야 한다고 주장하기 시작했다.

　송대 주굉朱肱은 자신의 저서 『남양활인서南陽活人書』에서 질병을 청량淸涼한 성질의 처방으로 다스려야 한다고 주장하였고, 앞서 언급한 금원 시대 유완소는 한량한 성질의 처방을 활용한 치료법을, 주단계는 체내

진액이 부족하여 열성 질환이 생긴다고 여겨 몸에 진액을 보충하면서도 청열법을 사용하는 치료법을 내기도 하였다. 그러다 명대에 들어 전염병이 60여 차례 창궐하자 '온역溫疫' 질환이라는 열성 전염병에 대해 온전히 인식하기 시작하였다. 명나라 240년 동안 전염병이 60여 차례 돌았다는 것은 지금으로 따지면 사스, 메르스, 코로나19 등이 평균 4년마다 한 번꼴로 60여 차례 발생한 것이다. 이렇게 되자 오유성吳有性과 같은 의사는 『온역론溫疫論』을 저술하여 기존 풍한서습조화風寒暑濕燥火의 육기가 원인이 되어 나타나는 질병이 아닌 이기異氣(여기戾氣 또는 잡기雜氣라고도 한다)에 의해 질병이 발생한다고 보았다. 비로소 상한과 온역을 구별하기 시작했고, 감염 경로 또한 단순히 체표를 통해 들어오는 것이 아니라 입과 코를 통해 사기가 인체 내로 들어온다고 주장하기 시작했다.

처음에는 열성 전염병에 집중했지만 점차 고열을 동반한 열성병에까지 관심을 두게 되었고 후에 온병학파溫病學派라 불릴 정도로 열성 전염병과 열성 질환을 연구하는 집단이 생겨나게 되었다. 처음에는 온열한 성질을 가진 사기에 의해 발생한 역병인 온역에 집중하다가 온사溫邪(온열병사溫熱病邪)로 인해 발병하며 발열을 주증으로 하고 탈수증까지 발생시키는 급성 외감 열병으로 그 인식이 확장되었다. 한의학에서는 이를 풍온風溫, 춘온春溫, 서온暑溫, 습온濕溫, 추조秋燥, 복서伏暑, 대두온大頭瘟, 난후사爛喉痧 등으로 세분하여 질병을 인식하기 시작하였다.

이와 같이 동아시아에서 외감병에 대한 인식은 초기 감기와 같은 한랭성 질환으로 시작하여 명청 시대에 들어와 온역과 온열의 질환으로 확대되었으며, 현재도 한의사들은 일반 감기는 물론이고 코로나19와 같은 열성 전염병 질환으로 간주되는 질환에 적극 대처하고 있다.

3장

한의학에 대하여

1 자연 속의 한의학

자연과 한의학

한의학은 자연을 닮았다고 표현하는 경우가 있다. 자연을 닮았다는 것은 무엇을 말하는 것일까? 자연自然이란 '스스로 그러함'을 말하는 것으로 다른 표현으로는 온 세상의 사물과 현상이 질서정연한 규율에 의해 변화하는 우주宇宙라고도 한다. 한의학에서 대우주大宇宙인 자연과 소우주小宇宙인 인간은 동일 규율에 의해 변화한다고 하는데, 이 또한 같은 내용이다.

자연에 존재하는 모든 현상은 크게 두 가지로 나눌수 있다. 첫째는 눈에 보이고 손으로 만질 수 있는 물질, 즉 형질에서 나오는 것이다. 둘째는 눈에 보이지 않고 손으로 만질 수 없는 물질, 즉 기질에서 나오는 것이다.

형질에서 나오는 현상은 나무, 불, 흙, 쇠붙이(또는 돌),

물에서 나오는 것이다. 나무는 자라나고 퍼지는 성질, 불은 따뜻하고 위로 타오르는 성질, 흙은 모든 것을 담고 썩게 하는 성질, 쇠붙이나 돌은 움츠려 들고 가라앉게 하는 성질, 물은 감추고 저장하는 성질을 가지고 있다. 이것이 한의학에서 말하는 오행이라는 것이며 목·화·토·금·수木·火·土·金·水를 의미한다.

기질에서 나오는 현상은 바람, 차가움, 무더위, 습함, 건조함, 더운 기운에서 나오는 것이다. 바람은 기운을 움직이게 하고 잘 돌아다니는 성질, 차가움은 사물을 정적인 상태로 만들고 응축하고 차갑게 하는 성질, 무더위는 기운을 막히게 만들고 사물을 뜨겁게 하는 성질, 습함은 물체를 습윤하게 만들고 끈적이게 하는 성질, 건조함은 물체를 마르게 하는 성질, 더운 기운은 대류를 통하여 모든 사물을 골고루 따뜻하게 하는 성질을 가지고 있다. 이것이 한의학에서 말하는 육기라는 것이며 풍·한·서·습·조·화風·寒·暑·濕·燥·火를 의미한다.

형질과 관련이 있는 목·화·토·금·수는 그래서 인체의 오장五臟과 오부五腑를 설명하는 부호로 사용된다. 간肝은 목장木臟, 심心은 화장火臟, 비脾는 토장土臟, 폐肺는 금장金臟, 신腎은 수장水臟이라고 한다. 간장은 뻗어나가고 퍼지는 성질이 있기 때문이고, 심장은 박동하여 불타오르는 생명력을 나타내기 때문이고, 비장은 온갖 음식물을 담고 소화(썩게 함)시키기 때문이고, 폐는 찬 기운을 받아들여 인체 곳곳에 내려 보내기 때문이고, 신장은 생식 능력을 응축하기 때문이다. 이와 유사한 이유로 담膽은 목부木腑, 소장小腸은 화부火腑, 위胃는 토부土腑, 대장大腸은 금부金腑, 방광膀胱은 수부水腑라고 한다.

기질과 관련이 있는 풍·한·서·습·조·화는 또한 인체 내에 기가 흘러 다니는 장소인 경맥經脈을 설명하는 부호로 사용된다. 간·심·비·폐·신과 담·소장·위·대장·방광이 각각 장부의 명칭이지만 경맥은 삼음삼양三陰三陽으로 명칭을 삼았다. 그래서 궐음경厥陰經, 소음경少陰經, 태음경太陰經의 삼음경三陰經과 소양경少陽經, 양명경陽明經, 태양경太陽經의 삼양경三陽經이 있다. 바람은 궐음경, 무더위는 소음경, 습함은 태음경, 더운 기운은 소양경, 건조함은 양명경, 차가움은 태양경과 연결된다. 이러한 연결은 후천팔괘後天八卦를 통해 설명할 수 있다. 후천팔괘 중에서는 소남少男, 중남中男, 장남長男, 소녀少女, 중녀中女, 장녀長女와 관련이 있다. 소남은 간산괘艮山卦(☶), 중남은 감수괘坎水卦(☵), 장남은 진뢰괘震雷卦(☳)고 소녀는 태택괘兌澤卦(☱), 중녀는 이화괘離火卦(☲), 장녀는 풍손괘風巽卦(☴)를 이야기한다. 간산괘는 양효陽爻가 가장 위에 있는 형상으로 양이 가장 확대되어 있는 양명陽明의 성질이 간산(바위산)의 건조함과 연결된다. 감수괘는 양효가 중간에 있는 형상으로 양陽이 가운데 있는 태양의 성질이 감수의 차가움과 연결된다. 진뢰괘는 양효가 제일 아래에 있는 형상으로 양이 제일 아래에 있는 소양의 성질이 진뢰의 돌아다니는 형상과 연결된다. 태택괘는 음효陰爻가 제일 위에 있는 형상으로 음이 가장 확대되어 있는 태음의 성질이 태택의 습윤한 형상과 연결된다. 이화괘는 음효가 중간에 있는 형상으로 음이 중간에 있는 소음의 성질이 이화의 무더위와 연결된다. 풍손괘는 음효가 제일 아래에 있는 형상으로 음이 아래에 있는 궐음의 성질이 풍손의 바람과 연결된다.

한편, 목·화·토·금·수의 오행과 풍·한·서·습·조·화의 육기는 각각 별도로 존재하는 것이 아니라 대우주라는 자연의 공간 안에 공존하고 있다. 또 오행과 육기는 서로 친화적인 관계에 있다. 잘 뻗어나가는 나무의 성질은 여기저기 돌아다니는 바람의 성질과 친화적이고, 모든 것을 담고 썩게 만드는 흙의 성질은 습윤한 습

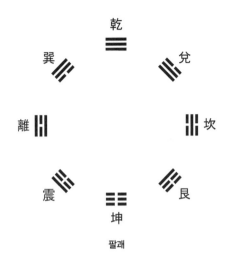

팔괘

의 성질과 친화적이고, 기운을 수렴하게 하는 쇠붙이의 성질은 습기가 없는 건조한 성질과 친화적이고, 저장하고 감추는 물의 성질은 차갑게 응축하게 만드는 차가움의 성질과 친화적이다. 다만 뜨겁게 타오르는 불의 성질은 무더위와 더운 기운과 관련이 있는데 불은 하나고 육기의 무더위와 더운 기운은 2개이므로, 앞의 것은 임금의 불인 군화君火라 하고 뒤의 것은 재상의 불인 상화相火라 한다.

이렇게 되면 삼음삼양과 육기는 양명조陽明燥, 태양한

太陽寒, 소양서少陽火, 태음습太陰濕, 소음화少陰暑, 궐음풍厥陰風으로 조합이 되고, 다시 오행과 결합하여 양명조금陽明燥金, 태양한수太陽寒水, 소양상화少陽相火, 태음습토太陰濕土, 소음군화少陰君火, 궐음풍목厥陰風木이 된다. 이 삼음삼양이라는 6개 부호는 경맥과 연결되는데, 인체는 수족手足이 있어서 상하上下의 개념으로서 6개가 12개가 되어 십이경맥十二經脈이 된다. 즉, 수태음경手太陰經, 수소음경手少陰經, 수궐음경手厥陰經, 수태양경手太陽經, 수양명경手陽明經, 수소양경手少陽經, 족태음경足太陰經, 족소음경足少陰經, 족궐음경足厥陰經, 족태양경足太陽經, 족양명경足陽明經, 족소양경足少陽經이다.

이렇게 대우주인 자연의 현상으로 조합된 부호는 소우주인 인체의 생명 현상을 설명하는 방법이 된다. 앞서 말하였듯이 목·화·토·금·수로 장부를 설명하여 5장5부와 오행이 연결되었던 것처럼 삼음삼양의 상하가 경맥을 설명하여 12경맥과 육기가 연결된다.

한편 인체의 장부와 경락이 각각 연결되어 있는 것처럼 오행과 육기도 연결점이 있다. 12경맥과 장부의 결합형은 다음과 같다.

수태음폐경手太陰肺經 　　　　수소음심경手少陰心經

수궐음심포경手厥陰心包經 　　수양명대장경手陽明大腸經

수태양소장경手太陽小腸經 　　수소양삼초경手少陽三焦經

족양명위경足陽明胃經 　　　　족태양방광경足太陽膀胱經

족소양담경足少陽膽經 　　　　족태음비경足太陰脾經

족소음신경足少陰腎經 　　　　족궐음간경足厥陰肝經

　위는 12경맥의 명칭인데 그 구조를 자세히 들여다보면 이상한 점을 발견할 수 있다. 수와 족은 상하의 위치 개념이고, 삼음삼양은 경맥의 실체를 나타내는 명칭이다. 그다음 장부의 명칭이 있다. 장부의 명칭 중 5장은 모두 음경과 연결되어 있고, 5부는 모두 양경과 연결되어 있는데, 장은 음의 속성을 가지고 있고, 부는 양의 속성을 가지고 있기 때문이다. 하지만 풍·한·서·습·조·화와 연결되어 있는 삼음삼양이 목·화·토·금·수와 연결되어 있는 오장오부의 관계가 매끄럽지 않다. 왜냐하면 목·화·토·금·수와 연결된 바 없는 심포와 삼초가 들어와 있고, 양명조금, 태양한수, 소양상화, 태음습토, 소음군화, 궐음풍목의 성질과 5장5부의 연결이 매끄럽지 않기 때문이다.

양명조금은 금이므로 폐와 대장이 연결되어야 하고, 태양한수는 수이므로 신과 방광이 연결되어야 하며, 태음습토는 토이므로 비와 위가 연결되어야 하고, 궐음풍목은 목이므로 간과 담이 연결되어야 하며, 소음군화는 화이므로 심과 소장이 연결되어야 한다. 나머지 하나 소양상화는 역시 화인데 위에서 나머지 장부인 심포와 삼초와 연결되어야 하니 심포와 삼초는 소양상화의 화 성질을 가지고 있는 장부임을 알 수 있다. 하지만 양명조금에 대장(金)과 위(土)가, 태양한수에 소장(火)과 방광(水)이, 소양상화에 삼초(火)와 담(木)이, 태음습토에 폐(金)와 비(土)가, 소음군화에 심(火)과 신(水)이, 궐음풍목에 심포(火)와 간(木)이 연결되어 있다. 이를 잘 살펴보면 태음과 양명이 짝이 되어 토장부와 금장부가 음에 장臟을 배치하고 양에 부腑를 배치하고 있는 구조며, 소음과 태양이 짝이 되어 화장부와 수장부가 음에 장을 배치하고 양에 부를 배치하고 있는 구조며, 궐음과 소양이 짝이 되어 목장부와 화장부가 음에 장을 배치하고 양에 부를 배치하고 있는 구조다.

최종적으로 12경맥의 명칭 구조를 보면 삼음삼양, 육기, 오행, 장부가 얼기설기 연계되어 있는 구조며 이는 대우주의 자연이 모든 현상과 사물을 얼기설기 섞어 자연스러움을 드러내듯이 소우주의 인간도 장부, 경락 등 모든 구조가 섞여 인간다움을 나타내고 있다.

그래서 한의학은 자연을 닮았다고 하는지도 모르겠다.

2 생활 속의 한의학

　자연을 닮은 한의학은 치료의 영역에서도 자연물을 이용해 병이 든 소자연의 인간을 치료하고 있다.

　옛 서적 중에 『식료찬요食療纂要』란 책이 있다. 우리가 식당에 가면 '식약동원食藥同源'의 문구를 자주 보게 된다. 음식과 약은 그 근원이 같다는 말인데,『식료찬요』란 책이 바로 이 '식약동원'을 제대로 살펴볼 수 있는 서적이다. 다음은 필자가 몇 년 전『식료찬요』와 관련하여 발표한 내용 중 일부를 발췌한 것으로, 우리 생활 속의 음식들이 치료의 수단으로 활용되었던 내용을 잘 보여준다. 음식물이 한약처럼 빠르고 정확하게 치료할 수 있는 수단이 되지는 않겠지만 우리가 섭취하는 음식물이 건강과 얼마나 밀접한 관련이 있는가와 건강을 지키기 위해 음식물을 골고루 먹어야 하는 이유를 이야기하고자 한다.

돼지고기

돼지고기는 한국 사람들이 접하는 육식류 음식 중 가장 흔한 것이다. 돼지고기는 맛도 있지만 우리 건강을 지키는 데도 효과가 좋다. 이에 돼지고기와 돼지 부산물을 활용한 질병 치료법에 대해 소개하겠다.

소화기 질환

소화기가 허약하여 자주 음식물을 삼키기 못하는 경우를 치료하는 방법

돼지 위장 1개를 깨끗이 씻고 인삼 가루와 귤피 가루 각각 4작은술과 고두밥 반 되와 돼지 비장 1개를 깨끗이 씻어 잘게 자른다. 밥에 인삼, 귤피 등을 섞어 돼지 위장에 넣고 꿰맨 다음 쪄서 익혀 공복에 먹는다. 소금과 간장을 적당량 넣어도 된다.

소화기를 튼튼히 하고 부족한 기를 보충하여 음식을 잘 먹게 하는 방법

돼지의 혀에 양념을 한 다음 삶아 그 즙을 마신다.

요통 질환

허리가 아프고 부종이 있으며, 속이 더부룩하여 소화가 안되고 가슴이 답답한 증상을 치료하는 방법

돼지 간 1개를 잘게 저미고 파(흰 부분), 된장, 생강, 산초 등을 넣어 익힌 다음 먹는다. 다른 방법으로 물을 넣고 끓여 익으면 잘라서 먹는다. 또 다른 방법으로 차조기 반 근을 찧고 물을 넣고 씻어 그 즙을 취하고 멥쌀 2홉을 넣어 끓여 죽을 만들고 공복에 먹는다.

허리가 아프고 부종이 다리부터 시작하여 배까지 붓는 것을 치료하는 방법

돼지 간 1개를 씻어 잘게 자른 다음 삼베로 묶어 식초로 씻고 마늘로 버무려서 먹는다. 한 번에 다 먹지 못하면 나누어서 두 번에 걸쳐 먹어도 역시 좋다.

허리가 아프고 각기와 신장이 허해서 허리와 다리가 힘이 없는 것을 치료하는 방법

돼지 콩팥 1개를 기름과 껍질을 제거하고 쌀 2홉을 준비하고 파의 흰 부분 2홉을 자른다. 된장 국물에 끓여 죽을 만들고 산초, 생강을 넣어 편하게 공복에 먹는다.

눈 질환

간장이 허약하여 먼 거리를 보기 힘든 것을 치료하는 방법

껍질을 벗긴 돼지 간 1개를 잘게 썰고 파(흰 부분) 한 줌을 뿌리를 제거하여 잘게 자르고 계란 3개를 준비한다. 된장 국물에 넣고 끓여 국을 만들고 다 익을 때쯤 계란을 깨뜨려 넣고 먹는다.

황달

비장에 뭉친 열이 풀어지지 않아 마음이 심란하고 소변이 붉고 잘 나가지 않거나 혹 땀이 황벽나무즙같이 노란색으로 나오는 것을 치료하는 방법

잘게 자른 생모근 2홉과 돼지고기 반 근을 국으로 만들어 전부 먹는다.

부종

물이 차서 속이 더부룩한 것과 부종이 있는 것을 치료하는 방법

돼지 간 1개를 삶아 국을 만들고 임의대로 밥을 넣어 먹는다.

갈증

소갈로 하룻밤에 물을 몇 말이나 마시고 소변을 자주 보며 몸이 마르고 약해지는 것을 치료하는 방법

돼지 위장 1개를 깨끗이 씻어 물 5되를 넣고 푹 익도록 삶아 2되를 취한다. 위를 꺼낸 다음 약간의 된장을 넣고 갈증이 날 때 마신다. 고기도 역시 씹어 먹을 수 있다. 혹 쌀과 양념을 넣고 죽으로 끓여 먹어도 좋다. 돼지의 창자는 허갈과 소변을 자주 보는 것을 다스리며 아랫배의 허약과 고갈을 보해 준다.

뼛속에서 열이 나는 듯한 증상

허로虛勞(몸의 정기와 기혈이 허손해진 증상)로 인한 골증(허로병으로 뼛속이 후끈후끈 달아오르는 증상)과 잠깐씩 추웠다 더웠다 하며 등과 팔이 아픈 것과 허약하고 무력한 것을 치료하는 방법

껍질을 벗긴 돼지 콩팥 2개를 푹 삶아 잘게 자른다. 소금, 간장, 파, 산초와 쌀풀[米糝]을 넣고 국을 만들어 먹는다.

땀

식은땀을 그치게 하는 방법

오래된 찹쌀 적당량을 밀기울과 함께 황색이 되도록 볶은 다음 가루로 만들어 미음에 타서 아무 때나 먹는다. 한 번 복용하면 효험이 있다. 또는 돼지고기 구운 것을 찍어 먹어도 좋다.

치질

다섯 가지 치질인 모치杜痔(치핵이 밖으로 나온 것), 빈치牝痔(치핵이 안에 있는 것), 맥치脈痔(혈맥이 들어난 것), 장치腸痔(장처럼 늘어난 것), 기치氣痔(스트레스를 받으면 증상이 심해지는 것)를 치료하는 방법

돼지머리 1개를 보통 먹는 방법과 같이 푹 삶아 익힌다. 식기를 기다려 회를 만들고 갖은 매운 식초를 넣어 먹는다. 돼지주둥이는 먹지 말아야 한다.

오래된 치질과 하혈이 그치지 않고 항문 주변이 아픈 것과 장풍腸風(치질로 붉은 피가 나오는 것)으로 피가 나오는 것을 치료하는 방법

멧돼지고기 2근을 잘게 썰고 양념을 묻힌 다음 구워

서 공복에 먹는다. 국을 만들어 먹어도 좋은데, 10번을 먹기 전에 차도가 있다. 푸른빛의 발굽은 먹지 말아야 한다.

피부 질환 옹저

옹저癰疽가 등에 나거나 혹 유방에 나는 것을 치료하는 방법
어미 돼지 발굽 2개와 으름덩굴 6푼을 자른 다음 면으로 같이 싸서 삶아 국으로 만들어 먹는다.

부인 질환

젖이 잘 나오게 하는 방법
멧돼지기름을 정련하여 정유로 만들고 1순가락을 술 1잔에 타서 하루에 3번 복용한다.

산후 질환

산후의 허손(몸과 마음이 허약하고 피로한 증상)과 유즙이 잘 나오지 않는 것을 치료하는 방법
돼지 발굽 1개를 보통 요리하는 방법과 같이 하고 백미 반 되를 준비한다. 돼지 발굽을 물에 넣고 삶아 푹 익히고 고기를 취하여 절단하고 쌀을 넣고 삶아 죽을

만든다. 소금, 장 파(흰 부분), 산초, 생강을 넣어 먹는다.

산모가 방광이 손상되어 본인도 모르게 소변이 저절로 흘러
나오는 것을 치료하는 방법
돼지 방광, 돼지 위장 각 1개씩과 찹쌀 반 되를 준비
한다. 쌀을 돼지 방광 속에 넣고 방광을 돼지 위장에
넣어 삶아 익힌다. 소금, 산초를 적당히 넣고 음식과
같이 매일 상복하면 몇 번 지나지 않아 효험이 있다.

출산 후의 중풍과 혈기가 뭉치고 놀라 근심하며 성내는 것을
치료하는 방법
돼지 심장 1개를 삶아 익힌 다음 절단하고 파, 소금,
산초를 넣어 국을 만들어 먹는다.

출산 후에 젖이 잘 나오지 않고 속이 답답하며 아픈 것을 치
료하는 방법
돼지 간 1개와 좁쌀 1홉으로 평상시 같은 방법으로
죽을 만들어 공복에 먹는다.

출산 후에 속이 허하고 여위어 숨이 차고 추웠다 더웠다 하

여 마치 학질 같은 것을 욕로라 한다. 이러한 증상을 치료하는 방법

돼지 콩팥 1개를 기름을 제거하고 4등분한다. 만약 돼지 콩팥이 없으면 양의 콩팥으로 대용해도 된다. 천으로 싼 메주, 흰 멥쌀, 파(흰 부분) 각 1되를 준비한 다음 물 3말에 넣고 삶아 5되를 취하고 찌꺼기를 제거하고 편하게 복용한다. 차도가 없으면 다시 만들어 먹는다.

출산 후의 허로와 뼈마디가 아픈 것으로 삭신이 쑤시고 두통이 있으면서 땀이 나지 않는 것을 치료하는 방법

돼지 콩팥 1개를 삶은 다음 파, 된장을 넣고 고깃국을 만들어 평상시같이 먹는다.

출산 후 태반이 배출되지 않는 것으로 인해 배가 그득하면 사람을 죽일 수 있는데 이를 치료하는 방법

돼지비계를 많이 복용하면 좋다.

소아 질환

소아의 오래된 이질을 치료하는 방법

돼지 간 1개를 잘라 편을 만들고 구워서 익힌 다음 공복에 먹인다.

소아의 오줌 지림을 치료하고 방광을 보하고 아랫배를 따뜻하게 해 주는 방법

돼지 방광, 돼지 위장 각 1개씩과 찹쌀 반 되를 준비한다. 찹쌀을 돼지 방광 속에 넣고 다시 방광을 돼지 위장 속에 넣은 다음 푹 삶는다. 소금, 산초를 적당히 넣고 매일 음식을 먹듯이 상복하면 몇 번 지나지 않아 효과를 본다.

경기로 발생한 전간발작

허핍한 것을 보하고 경간驚癇(무섭고 놀라서 생긴 전간발작)을 제거하는 방법

돼지머리 1개를 보통 요리하는 방법과 같이 준비하고 푹 삶아 익힌다. 식기를 기다려 회를 만들고 오랄초五辣醋를 넣어 먹는다. 그러나 머리에서 풍을 일으킬 수 있다. 돼지주둥이는 더욱 독이 있어 조심해야 한다.

닭고기

닭고기는 돼지고기만큼이나 한국 사람들이 좋아하는 육류 음식이다. 최근에는 닭을 튀겨 맥주와 함께하는 '치맥'이 유행하고 있으며, '치맥'은 한국을 방문한 외국인에게도 굉장히 매력적인 음식이라고 한다. 과유불급이므로 몸에 좋은 음식이라도 과식하면 안 되겠지만 기왕 우리가 좋아하는 닭고기가 우리 몸의 질병을 치료하는 방법도 된다는 것을 이야기해 보고자 한다.

풍질환

풍한사風寒邪로 비증痺症이 발생한 것을 치료하는 방법

오골계 1마리를 보통 요리하는 방법과 같이 준비하고 푹 익혀 국으로 만든다.

심통과 복통

가슴과 배에 있는 악기惡氣를 치료하는 방법

검은 수탉을 보통 요리하는 방법으로 하여 임의대로 먹는다.

속에 악기가 있어 발생한 복통을 치료하는 방법

검은 암탉고기를 보통 요리하는 방법과 같이 하여 임의대로 먹는다.

소화기 질환

소화기가 허약하여 음식물을 보면 구토하고 수척해서 힘이 없는 경우를 치료하는 방법

밀가루 4대량大兩을 계란 4개의 흰자와 잘 반죽하여 가래떡을 만들고 푹 삶아 된장국에 넣어 공복에 먹는다.

소화기가 허약한 것을 치료하는 방법

누런 암탉 1마리를 보통 요리하는 방법과 같이 구운 다음 두드린다. 소금과 식초를 바르고 다시 구워서 속까지 푹 익히고 공복에 먹는다.

소화기가 허약하여 음식을 잘 먹지 못하고 수척한 것을 치료하는 방법

누런 암탉 살코기 5냥, 흰 밀가루 7냥, 잘게 자른 파(흰 부분) 2홉을 준비하고 고기를 잘게 썰어 만두를 만든 다음 산초, 간장 양념을 발라 삶아 익혀 공복에 먹는다.

다리 저림

풍한사風寒邪로 사지에 힘이 없는 것을 치료하는 방법

오골계 1마리를 보통 요리하는 방법과 같이 준비하고 끓여서 푹 익힌 다음 국으로 만들어 먹는다.

귀막힘

귀가 막혀 오래돼도 낫지 않는 경우를 치료하는 방법

오골계기름 1냥과 멥쌀 3홉을 같이 끓여 죽을 만들고 양념을 넣어 공복에 먹는다. 닭기름을 술에 타 마셔도 된다.

목 메임

목 메임으로 음식을 삼키지 못하고, 목에 무엇이 걸려 있는 듯하며, 수척하고 힘이 없는 것을 치료하는 방법

누런 암탉 적당량을 볶아 고깃국을 만들고 밀가루 반 근, 계핏가루 1분分, 복령 가루 1냥을 준비한다. 밀가루에 계핏가루와 복령 가루를 섞어 국수와 같이 가래떡을 만들어 삶은 다음 고깃국과 같이 먹는다.

목 메임으로 음식을 삼키지 못하고, 가슴이 막히며, 후척하

여 힘이 없는 것을 치료하는 방법

오골계 암탉 반 마리를 보통 요리하는 방법으로 준비하고 밀가루 4냥과 상백피桑白皮, 복령茯苓, 계심桂心 세 가지를 넣고 달여 국물 3홉을 취하고 밀가루와 고기를 넣고 반죽한다. 삶아 익혀서 먹는다.

허약증

허로와 감정 소모로 인해 양위陽痿(남성의 경우 발기가 안 되는 것)가 발생하고 허약한 경우를 치료하는 방법

수탉의 간 1개를 잘게 썰고 토사자菟絲子 반 량, 좁쌀 1홉에 물 2대접 반을 넣고 양념과 파를 넣어 죽으로 삶아 공복에 먹는다.

허약한 사람을 잘 보하는 방법

오골계 수탉 1마리를 보통 요리하는 방법과 같이 준비하고 양념과 물을 섞어 그릇 1개에 넣는다. 입구를 봉한 다음 중탕하여 삶는데 뼈와 살이 서로 분리되면 먹는다.

열증

열독熱毒을 치료하는 방법

계란 흰자 3개를 꿀 1홉에 섞어 먹는다.

구토

구역질은 하지만 뱉어내는 것은 없는 증상을 치료하는 방법

계란을 깨트려 흰자를 제거하고 노른자 여러 개를 삼
키면 즉시 낫는다.

황달

비장에 뭉친 열이 풀어지지 않아 마음이 심란하고 소변이 붉
고 잘 나가지 않거나 혹 땀이 황벽나무즙같이 노란색으로 나
오는 것을 치료하는 방법

누런 암탉 1마리와 깨끗하게 씻은 다음에 절단한 생
지황 1근을 준비한다. 닭 속에 생지황을 넣고 묶은
다음 구리 그릇에 넣고 쪄서 푹 익힌다. 꼭 짜서 즙을
낸 다음 5번 나누어 먹는데 때를 계산하지 말고 따
뜻하게 먹는다.

부종

배에 부종이 있는 것과 남자가 냉기로 음식을 잘 못 먹고 수척할 때 양기陽氣를 북돋아 음식을 잘 먹도록 치료하는 방법

누런 암탉 1마리를 보통 먹는 방법과 같이 요리하고 팥 1되를 같이 끓인다. 팥이 문드러지면 꺼내어 그 즙을 낮에 2번, 밤에 1번 4홉씩 먹는다. 남자의 양기를 보충해 주며 냉기를 치료한다. 몸이 수척하여 항상 누워 있는 사람이 조금씩 먹으면 좋다.

갈증

소갈消渴로 소변을 자주 보는 것을 치료하는 방법

흰 수탉 1마리를 삶아 양념을 넣고 국이나 죽으로 만들어 먹는다.

소갈로 소변을 자주 보는 것을 치료하는 방법

누런 암탉 1마리를 보통 요리하는 방법과 같이 준비하고 푹 삶는다. 닭을 건져내고 식힌 다음 그 즙을 취하여 마신다.

설사

소화기가 허약하여 장이 약해 설사를 하는 것을 치료하는
방법

누런 암탉 1마리를 보통 요리하는 방법과 같이 구운
다음 두드린다. 소금과 식초를 바르고 다시 구워서 속
까지 푹 익혀 공복에 먹는다.

소편불통小便不通 부소편수문附小便數門

소변이 나오지 않는 경우를 치료하는 방법

계란 노른자 1개를 복용한다. 3개를 넘지 않는다.

허약하고 몸이 차며 소변을 자주 보는 경우를 치료하는 방법

닭의 창자 1개를 보통 요리하는 방법과 같이 준비하
고 절단하여 고깃국을 만들고 술에 섞어 마신다.

방광이 허약하고 차서 소변을 자주 보고 잘 그치지 않는 경
우를 치료하는 방법

누런 암탉 1마리를 보통 요리하는 방법과 같이 준비
하고, 멥쌀과 같이 삶아 죽을 만들고, 소금, 간장, 식초
를 넣어 공복에 먹는다. 닭을 구워서 소금, 식초, 산초

가루를 뿌려서 공복에 먹는다.

소변을 잘 보게 하는 방법
좁쌀, 붉은 팥, 밀, 흰 수탉의 네 가지를 보통 요리하는 방법과 같이 하여 먹는다.

땀

땀을 멈추게 하는 방법
수탉의 뇌를 밀기울에 버무려 얇은 떡을 만들어 불에 살짝 굽고 분말로 잘게 만든다. 잘 무렵 공복에 죽과 탕에 타 먹으면 땀이 적어지게 된다.

피부병

단독丹毒을 치료하는 방법
흰 수탉을 보통 요리하는 방법과 같이 하여 먹는다.

타박상

골절통을 치료하는 방법
검은 암탉을 보통 요리하는 방법과 같이 하여 먹는다.

부인 질환

부인이 붕루崩漏(갑자기 하혈하는 증상)가 있거나 대하가 심한 경우를 치료하는 방법

붉은 수탉고기를 보통 요리하는 방법과 같이하여 임의대로 먹는다.

임신 질환

임신을 하였는데 하혈하고 가슴이 답답하며 입이 마른 증상을 치료하는 방법

붉은 수탉 1마리를 보통 요리하는 방법과 같이 준비하여 고깃국을 만들고 국수 1근을 넣고 가래떡으로 만든다. 푹 삶아 고깃국과 같이 먹는다.

유산기가 있고 풍한사風寒邪로 인해 비증이 생기고 허리와 다리가 아픈 증상을 치료하는 방법

검은 암탉 1마리를 요리하는 방법과 같이 하고, 찹쌀 3홉을 준비한다. 닭을 삶아 익힌 다음 고기를 자르고 된장국에 찹쌀과 같이 넣고 삶아 죽을 만들어 소금, 산초, 생강, 파를 넣고 공복에 먹는다. 국이나 만두, 가래떡을 만들어도 좋다.

산후 질환

산후에 허약해진 경우를 치료하는 방법

누런 암탉 1마리를 털을 제거하고 등을 가른다. 생백합 3개를 불에 굽고 멥쌀 반 되를 준비한다. 보통 요리하는 방법과 같이 하고 양념을 넣어 버무린 다음 닭 속에 넣고 등을 꿰맨다. 양념을 한 국물에 넣고 삶아 익힌 다음 등을 가르고 백합과 밥을 취하고 국물에 넣어 국을 만들어 먹는다. 고기도 역시 먹는다.

소아 질환

소아의 유뇨 증상을 치료하는 방법

닭의 위 1개를 닭의 창자와 같이 햇볕에 말리고 불에 구워 누렇게 그을린다. 남아는 수탉을 사용하고 여아는 암탉을 사용하는데 빻아 분말로 만든다. 매번 따뜻한 술에 반전씩 타서 먹이는데 어린아이의 나이가 많고 적음을 헤아려서 가감하여 복용시킨다.

경기로 발생한 전간발작과 미치광이 증상

사기로 인해 경간이 생겨 누워 자려고 하지 않고 스스로를 지혜롭고 현명하다 여기며 미친 짓을 쉬지 않고 하는 증상을

치료하는 방법

흰 수탉 1마리를 삶아 익히고 양념을 넣어 국이나 죽
을 만들어 먹는다.

지금까지는 육류 음식에 대해 살펴보았다. 이 외에 소
고기도 치료에 활용한 예가 있다. 애호가들이 있을 정도
로 인기가 좋은 소 위장인 '양'도 '우두牛肚'라 하여 『동
의보감』에 소개되어 있고 양고기도 소개된 바가 있다.
이제는 우리가 더 흔히 접하는 채소류 또는 양념류 그
중에서도 한의학에서 '오채五菜(파, 부추, 염교, 아욱, 콩잎)'
라고 하는 것을 살펴보고자 한다.

파

|

풍질환

중풍으로 얼굴과 눈이 붓는 증상을 치료하는 방법

파를 가늘게 잘라서 달이거나 국이나 죽의 형태로 만
들어 복용한다.

노인이 중풍으로 입과 눈이 씰룩거리고 가슴이 답답하여 불

안한 증상을 치료하는 방법

우엉뿌리는 껍질을 제거하고 잘라 한 되를 햇볕에 쬐어 말려 절구에 찧어 가루로 만든다. 백미는 4홉을 물에 깨끗하게 씻어 간다. 우엉 분말로 수제비를 만들어 된장 국물에 넣어 끓인다. 파, 산초, 양념, 곰국을 넣어 공복에 복용한다.

감기

감기를 앓아 오한, 발열이 있고 뼈마디가 아픈 증상을 치료하는 방법

파를 잘게 잘라 끓이거나 국이나 죽으로 만들어 복용한다.

허약증

신장 기능이 떨어져 정기가 줄어든 증상을 치료하는 방법

양의 콩팥 1개를 껍질을 제거하고 자르고, 파(흰 부분) 한 움큼을 자르고, 쌀 3홉을 준비한다. 보통 요리하는 방법과 같이 넣고 국이나 죽으로 만들어 복용한다.

장부가 허약하여 수척하고 양기가 부족한 증상을 치료하는

방법

참새 5마리를 보통 요리하는 방법과 같이 잘게 자르고, 좁쌀 1홉과 파(흰 부분) 5뿌리를 자른다. 먼저 참새를 볶고 다음으로 술 1홉을 넣어 잠깐 삶아 물 2대접 반을 넣고 속미粟米를 넣고 삶아 죽으로 만든다. 익으려고 하면 파(흰 부분)와 양념 등을 넣고 익혀 복용한다.

열증

갑자기 열이 올라오는 증상을 치료하는 방법

흰 오리를 파와 된장을 같이 넣어 삶아 즙으로 만들어 복용한다.

부종

다양한 부종을 치료하는 방법

오소리고기 1근과 멥쌀가루 반 근을 된장국에 넣어 끓여 죽으로 만들어 생강, 산초, 파(흰 부분)를 넣어 복용한다. 또는 오소리만 끓여 국으로 만들어 복용해도 좋다.

뼛속에서 열이 나는 듯한 증상

허로虛勞로 열이 나고 천식이 있으며 팔다리가 뜨거운 증상을 치료하는 방법

된장 2홉에 파(흰 부분) 한 움큼과 쌀 2홉을 물 2되에 파, 된장을 넣고 삶아 맑게 거른 다음 쌀을 넣고 삶아 묽은 죽으로 만들어 복용한다.

허로로 인해 뼈에서 열이 나는 듯하며 등과 어깨가 아프고 음식을 먹을 수 없는 증상을 치료하는 방법

구기자나무의 어린 잎 4량, 파(흰 부분) 한 움큼을 자르고 된장 국물에 넣어 삶아 보통의 요리하는 방법같이 하여 국으로 만들어 복용한다.

설사

소화기가 허약하여 설사를 하고 밤낮으로 그치지 않으며 장이 약해 음식을 못 먹는 증상을 치료하는 방법

꿩 1마리를 보통 요리하는 방법과 같이 하고 귤피 가루, 파, 산초, 소금, 간장을 넣어 수제비로 만들어 푹 삶아 복용한다.

적백리赤白痢(설사를 하는데 흰색의 점액질과 피가 섞여 나오는 경우)

를 치료하는 방법

파(흰 부분) 한 움큼을 잘게 잘라 쌀과 함께 끓여 죽으로 만들어 복용한다.

위장이 냉해서 적백리가 있는 경우를 치료하는 방법

붕어 4량을 회처럼 썰고 멥쌀 2홉을 회와 함께 끓여 죽으로 만들어 산초, 소금, 파(흰 부분)를 넣어 만들어 복용한다.

소변을 잘 못 보는 증상

남녀가 열로 인해 소변을 잘 못 보거나 피가 섞여 나오는 증상을 치료하는 방법

붉은 팥 3홉을 약한 불에 볶아 익혀 가루로 만든다. 파 1줄기를 재에 묻어 굽고 잘게 자르고 따뜻한 술에 2돈씩 복용한다.

소변을 잘 못 보고 붉은색의 소변을 보며 요도가 아픈 증상을 치료하는 방법

동마자 1되에 물을 넣고 갈아 걸러 그 즙을 2되를 취하여 쌀 3홉을 넣어 끓여 죽으로 만들어 파와 산초를

넣어 끓여 만든다.

소변이 잘 안 나오고 요도가 아픈 증상을 치료하는 방법
아욱 3근과 파(흰 부분) 한 움큼을 준비한 다음 아욱을 삶아 즙을 취하고 쌀과 파를 넣어 삶아 익혀 진한 된장 국물에 조금 넣어 복용한다.

열증으로 인해 소변이 잘 안 나오고 피가 섞여 나오며 요도가 아픈 증상을 치료하는 방법
자른 질경이 잎 1근과 자른 파(흰 부분) 한 움큼과 쌀 2홉을 된장 국물에 넣어 끓여 국으로 만들어 복용한다.

소변을 잘 못 보고 통증이 있는 증상을 치료하는 방법
청둥오리 1마리를 보통 요리 방법과 같이 준비하고, 무뿌리와 동아, 파(흰 부분)를 각 4량씩 준비한다. 보통의 요리 방법과 같이 국으로 만들고 소금, 식초로 간을 맞춘다.
역시 흰 오리로 삶아 먹어도 좋다. 또는 청량미와 파(흰 부분)를 각 1량씩 된장 국물에 넣어 삶아 죽으로 만들어 복용한다.

소변을 잘 못 보고 아픈 증상을 치료하는 방법

동아 1근을 보통 요리 방법과 같이 준비하고 파(흰 부분) 한 움큼을 자르고 삼씨 1근을 물과 함께 갈아 즙을 취하여 죽으로 만들어 복용한다.

노인이 소변을 잘 못 보고 번열이 나고 건조하며 아프고 사지가 차가워 떠는 증상을 치료하는 방법

아욱 4량을 자르고 청량미 3홉을 갈고 파(흰 부분) 한 움큼을 잘라 같이 넣어 삶아 국으로 만들고 양념, 산초, 간장을 넣어 복용한다.

치질
치질로 하혈이 멈추지 않는 증상을 치료하는 방법

꿩 1마리를 보통 요리하는 방법과 같이 잘게 썰고 밀가루와 소금, 산초, 파(흰 부분)를 넣고 반죽하여 떡으로 만들어 구운 다음 익혀서 식초와 함께 먹는다.

치질로 하혈하는 증상을 치료하는 방법

도꼬마리 잎 1근과 쌀 2홉을 준비하고, 도꼬마리 잎

은 잘게 잘라 된장 국물에 쌀과 같이 넣어 국으로 만든다. 산초, 파(흰 부분)를 넣어 먹는다.

치질로 하혈이 멈추지 않는 증상을 치료하는 방법
뽕나무버섯 반 근을 물 3되에 달여 2되를 취하고 찌꺼기는 버리고 소금, 산초, 파(흰 부분), 쌀풀을 넣어 끓여 죽으로 만들어 복용한다.

임신 질환
임신 중 태아가 자라지 않고 자주 유산을 하는 증상을 치료하는 방법
잉어 2마리와 찹쌀 1되를 요리하는 방법과 같이 하여 고깃국으로 만들어 파와 된장을 넣고 소금, 식초를 조금 넣어 복용한다.

유산기가 있으며 허리가 아프고 통증이 심장에 치밀어 오르며 혹 하혈을 하기도 하는 증상을 치료하는 방법
파(흰 부분)를 적당량 넣고 진하게 끓여 즙으로 만들어 복용한다.

임신 중에 유산기가 있고 장부에 열이 있어서 구토하며 음식을 삼키지 못하고 가슴에 열이 올라 답답한 증상을 치료하는 방법

잉어 1마리를 보통 요리 방법처럼 준비하고 파(흰 부분) 한 움큼을 자르고 물 3되에 넣어 잉어와 파(흰 부분)를 익도록 삶아 만들어 복용한다.

임신 중에 소변이 잘 안 나오고 유산기가 있는 증상을 치료하는 방법

잉어 1마리를 보통의 요리 방법처럼 준비하고, 아욱 1근과 자른 파(흰 부분) 4량을 물 5되에 넣어 삶아 익혀 소금을 조금 넣어 잉어와 채소와 함께 즙을 복용한다.

임신 중에 유산기가 있고 가슴과 복부에 통증이 있는 증상을 치료하는 방법

잉어 1근을 깨끗이 씻어 자르고 아교 1량을 찧어 부수어 볶아 황색이 되도록 말리고 찹쌀 2홉을 준비한다. 물 2되에 잉어, 아교, 찹쌀을 넣고 삶아 익히고 파(흰 부분), 생강, 귤피, 소금을 조금 넣어 다시 삶아 5~7번 끓으면 복용한다.

소아 질환

소아가 소변이 안 나오고 배가 아픈 증상을 치료하는 방법

좁쌀 1홉과 파(흰 부분) 21뿌리를 준비하고 잔뿌리를 제거한 후 잘게 잘라 물에 넣고 끓여 묽은 죽으로 만들어 익으려고 하면 파(흰 부분)를 넣어 고루 휘저어 따뜻하게 복용한다.

부추

풍질환

중풍으로 말을 못하는 증상을 치료하는 방법

부추를 생으로 갈아서 즙으로 복용한다.

심복통

심장과 비장이 아픈 증상을 치료하는 방법

부추를 생으로 갈아서 즙으로 복용한다.

갈증

갈증을 치료하고 소변을 자주 보는 것을 치료하는 방법

부추 싹을 날마다 3~5량씩 볶거나 국으로 만들어 복

용한다.

설사

갑자기 설사를 하는 증상을 치료하는 방법
부추 잎과 붕어젓갈을 같이 삶아 복용한다.

소화가 안 된 상태가 변으로 나오는 설사를 하는 증상을 치
료하는 방법
부추로 국이나 죽을 만들어 복용하거나 데치거나 볶
아 복용한다.

개에게 물림

개에게 물렸을 때 치료하는 방법
생강즙 1되를 복용한다. 혹은 부추즙 또한 가능하다.

염교(중국 파)

|
설사

적백색의 설사를 하는 증상과 설사를 오래해도 낫지 않아 배

가 항상 안 좋은 증상을 치료하는 방법

염교 한 움큼을 잘라 끓여 죽으로 만들어 복용한다. 단 많이 끓여서 먹는다. 만약 적백색 설사에는 황벽黃蘗나무 껍질을 합하여 삶아 차도가 있고 또 염교의 비늘 줄기인 해백薤白 한 움큼을 생것으로 가늘게 찧어 멥쌀가루와 꿀을 함께 섞어 떡으로 만들어 구워 익혀 2~3번 복용한다.

동물에게 물림

큰 동물에게 물렸을 때 치료하는 방법

염교즙을 1되씩 하루 3번 복용한다.

산후 질환

땀을 낸 뒤에 설사가 난 것을 치료하는 방법

염교를 삶아서 복용한다.

아욱

|

열증

열이 많아 열꽃이 피고 얼굴과 전신에 열이 빠르게 퍼지는
등의 증상을 치료하는 방법

아욱을 문드러지게 삶아 마늘에 같이 버무려 복용
한다.

3 전염병에 대한 한의학적 치료

　납약臘藥은 납일臘日에 즈음하여 임금이 신하에게 하사하는 약이다. 납일에 궁중의 내의원에서 여러 가지 환약丸藥을 지어 올리면 임금은 이를 신하들에게 나누어 주었다. 대표적인 납약으로는 우황청심원牛黃清心元 · 소합환蘇合丸 등이 있었다. 이 납약은 기본적으로 온역과 같은 전염병을 물리치는 데 사용하고자 만든 것이었다. 그래서 동짓날에 팥죽을 먹고 붉은 기운으로 새해의 악귀를 몰아내고자 하였던 것처럼 왕은 신하들에게 납약을 하사하여 전염병이나 질병을 예방하거나 치료하는 데 사용하도록 하였다.

　그럼 조선의 왕들은 실제 이런 납약을 어떻게 사용했을까? 궁금하지 않을 수 없다.

태조

태조는 담痰이 성하여 소합원蘇合元을 복용한 바 있었다. 그래도 낮지 않자 청심원을 복용하려고 하였으나 붕어하였다.

태종

태종대에 대마도 종정무宗貞茂가 풍병風病이 나서 청심원과 함께 소합원蘇合元을 구해서 왕이 내려 보낸 일이 있었다.

중종

중종은 번열煩熱 증세가 있어서 정화수에 소합원을 타서 복용하였고, 이후 병세가 악화되었는데도 중종이 약을 복용하기 싫어하자 청심원 등을 복용하게 하였으나 정신이 혼미하여 혼수상태에 빠지게 되자 소합원을 다시 진상한 일이 있었다.

선조

선조 40년 새벽에 한기가 엄습하여 선조가 의식을 잃고 쓰러졌는데, 동궁과 약방의 도제조都提調, 제조提調, 부

제조副提調 등이 입시하여 청심원, 소합원, 구미청심원
九味淸心元 등을 번갈아 올려 의식을 회복한 일이 있었다.
또 선조가 기가 막혀 넘어져 일어나지 못하고 의식이
들지 않아 위의 약을 번갈아 복용하고 정신이 돌아온
일이 있었고, 다시 호흡이 가빠지니 시약청侍藥廳 관원이
입시하여 청심원, 소합원을 다시 복용하였고, 이러한 증
상이 이후에도 반복되었다고 한다. 의관들이 풍증風症으
로 보고 치료한 것이나 선조는 스스로 담열痰熱 때문이
라고 보았고, 찬 약제를 남용하는 문제가 있음을 지적하
였다. 이후에도 선조는 기가 막히는 증상이 발생하였는
데 이에 약방에서는 죽력竹瀝, 도담탕導痰湯, 용담소합원龍
腦蘇合元 등을 올렸다.

인조

인조 9년에 자전慈殿이 배가 아프며 몸이 비틀리고 대
변이 묽은 증세가 있었는데 열증을 치료하는 구미청심
원을 처방한 일이 있었고, 다음 날 자전이 구미청심원을
복용하고 열기熱氣가 잦아들었다고 한다. 또 다음 해에
자전이 서기暑氣로 인해 열이 심하자 죽력과 용뇌소합원
을 복용하게 하였고, 인조 23년에 빈궁嬪宮이 기가 막혀

어의들이 죽력과 소합원, 독삼탕獨蔘湯 등을 사용하여 치료한 일이 있었다. 인조 11년에 인조는 새벽부터 몸이 춥고 위축되었는데 식사 후부터는 열이 오르더니 머리가 어지럽고 눈이 흐릿해졌으며 가슴속이 두근두근하여 말하기도 힘들고 듣기도 힘든데다가 심하게는 호흡이 가빠져 용뇌안신환龍腦安神丸과 구미청심원 등의 약을 복용하고 진정된 일이 있었다.

효종

효종 즉위년에 함경도에 퍼진 역병을 치료하는 데 꼭 필요한 약이 청심원, 소합원이었다. 효종 4년에 구미청심원처럼 아주 한량한 약을 효종 마음대로 처방하여 복용하자 의관들이 우려하는 말을 전한 바가 있었고, 이에 대해 효종은 본인이 스스로 처방을 내린 것은 열기 때문이었고 복용하고 많이 좋아졌으니 걱정하지 말라고 답하기도 하였다.

현종

현종 즉위년에 현종이 학질과 유사하게 번열煩熱이 나므로 먼저 구미청심원 한 알을 금은화전金銀花煎에 타서 복용한 일이 있었다.

숙종

숙종 2년에 자전의 흉협자통胸脇刺痛에 공벌하는 약만 투여할 수 없다고 하여 인삼을 용뇌안신환과 함께 진어하였고, 동시에 대왕대비는 물설사 후 증상이 사라졌으나, 노곤하고 정신이 없는 증상 때문에 용뇌안신환에 호박 가루를 넣어 복용한 일이 있었다. 숙종 14년에도 대왕대비는 비슷한 증상으로 같은 약을 복용하였고, 15년에는 원자元子가 담화痰火로 고생을 하자 용뇌안신환과 포룡환抱龍丸을 복용하여 구급 증상을 구한 일이 있었다.

숙종 15년에 숙종이 흉복 사이에 기가 역상하여 불편한 징후가 있어서 소합원 다섯 알을 복용하였고, 26년에도 흉격의 비체痞滯로 동변소합원童便蘇合元 다섯 알을 복용하였으며, 같은 해 중궁中宮이 흉격에 역기로 통증이 있어서 수라도 못하는 증상에 동변소합원 다섯 알을 복용한 일이 있었다. 또한 중궁전中宮殿에서 기별하기를 아침부터 계속 열증이 있어 오후에 구미청심원 한 알을 진상하였는데도 밤에 허번虛煩한 증상이 있으니 독삼탕을 복용해야 마땅하겠다는 의약청議藥廳의 계고가 있었

다. 숙종 40년에는 왕이 야간에 발열과 격기膈氣가 낫지
않아 구미청심원을 복용하여 다음 날 차도가 있었고, 이
후에도 숙종 45년까지 훈열熏熱로 인해 구미청심원을
계속 복용하였다.

경종

경종 4년에 경종이 흉격에 불편한 증상이 있었는데,
이때 의관들이 진찰하고는 소합원 일곱 알을 올렸던 일
이 있었다.

영조

영조 1년에 영조가 친제親祭를 지낸 후 현기眩氣가 심
해져 죽력과 용뇌안신환을 복용한 일이 있었고, 야간
에 번열로 잠을 잘 자지 못할 때 복용하기 위해 인동차
忍冬茶에 용뇌안신환 한 알을 복용하도록 약방에서 계
를 올린 바 있었다. 같은 해 영조는 이전에 있던 산기疝
氣로 아랫배에서 치밀어 오르는 통증 때문에 소변을 보
지 못하는 증상으로 고생하였는데 도제조가 용뇌소합
원을 사용한 일이 있었다. 영조 3년에 빈궁의 수면과 반
흔斑痕이 문제가 되었는데 며칠 뒤 약방 도제조가 빈궁

의 증세가 어떠한지 묻자 영조가 좋아졌다고 대답하니
약방에서는 이미 복용하고 있던 우황고牛黃膏를 중지하
고 구미청심원을 처방한 일이 있었다. 영조 4년에 영조
가 번갈증煩渴症이 있을 때 금은화차金銀花茶에 용뇌안신
환을 타서 복용하도록 진어한 일이 있었고, 야간에 번열
이 있었는데 여기에 대해 약방에서 흑두죽엽차黑豆竹葉茶
와 구미청심원 한 알을 복용하도록 계를 올린 바 있었
다. 영조 6년에 왕이 열증이 심해지자 이미 복용하고 있
던 냉성冷性의 약에 추가로 구미청심원 두 알을 합방하
여 연복해야 한다는 약방의 계가 있었다. 영조 13년에
영조가 상기上氣 증상이 있었는데 이전에 진어한 용뇌안
신환을 복용하고 좋아졌으니 계속 진어하라는 명이 있
었으며, 14년에도 영조는 흉격에 번열이 있어 용뇌안
신환을 복용하였다. 영조 20년에 영조는 계속 산기疝氣
로 진료를 받았는데 뜸뜨는 것을 감내할 수 없어서 소
합환 네 알을 복용하였으며, 24년에는 영조가 현훈眩暈
과 열증으로 고생하면서 당시 기후가 음습陰濕하여 얼
굴이 붓는 증상이 있었는데, 도제조와 부제조 등은 이
증상에 우황청심원이 마땅하다고 하였다. 영조 27년에
도 20년과 마찬가지로 산기로 고생하여 소합원을 복용

한 일이 있었다. 영조 28년에는 약방에서 동궁의 반진 斑疹을 피부에서 나오도록 치료한 후 열기가 좀 있어 가 미소독음加減消毒飲 외에도 용뇌안신환을 사용한 일이 있 었고, 빈궁이 얼굴에 반진이 있었다가 사라진 후에 평안 하니 약방에서 이전의 탕약은 중지하고 건갈죽엽차乾葛 竹葉茶에 용뇌안신환을 타서 복용하도록 계를 올렸으며, 영조 29년에 왕세자가 감기가 걸린 후 풀어졌는데 간간 이 해수가 있으니 약방에서 이전의 탕약은 중지하고 소 귤차蘇橘茶에 용뇌안신환을 타서 복용하도록 한 일이 있 었다. 또한 영조 42년에 영조가 곽란으로 편찮아 내국 에서 입진하여 정기산正氣散, 소합원, 반총산蟠蔥散을 올렸 고, 며칠 뒤에도 수라를 들지 못할 정도로 병이 낫지 않 아 정기산 등을 복용하여 이전보다 음식을 더 먹을 수 있었으나 이후 복통까지 심하게 나타나자 소합원을 귤 강차橘薑茶에 타서 치료한 바 있었다. 한편 영조 22년 영 남 지역에 역질이 치성하자 선조대 허준이 신성벽온단 神聖辟瘟丹으로 치료한 일을 언급하여 이를 각 도에 보내 라고 명한 일이 있었다.

정조

정조 2년 왕은 체기가 있었고 다음 날 곽란기가 있어서 소합원을 복용한 일이 있었다. 정조 18년에는 흉격에 기가 치유되지 않은 사실에 대해 약방에서 소합원 일곱 알을 올린 바 있었으며, 19년에도 격기로 불환금정기산不換金正氣散, 소합원, 제중단濟衆丹 등의 약을 복용하였다. 정조는 종기병을 앓고 있었는데 하루는 잠을 자고 났더니 피고름이 많이 나와 이에 대해 약원藥院의 여러 신하와 의논한 일이 있었고, 또한 정조는 고름이 나온 후 처치에 대해 이야기를 하다가 몸에 열기가 많다고 하며 종기와 열기의 관계를 설명한 후 직접 용뇌안신환과 우황청심원을 복용하고자 한 일이 있었다. 정조 24년에 정조가 사도세자에게 작헌례酌獻禮를 올리며 오열을 하자 의관들이 진맥을 하고 소합원을 진상한 일이 있었고, 같은 해 6월부터는 종기를 앓아 의관들이 지속적으로 정조를 진찰하고 약을 올렸는데 증세가 위중해지자 소합원을 올렸지만 6월 말에 승하하였다.

순조

순조 즉위년에 정조의 승하로 대왕대비가 슬픔에 숨

이 거칠어지자 동변소합원을 올렸고, 이후에도 대왕대비전에 소합원을 올린 바 있었다. 순조 1년에는 순조가 입 안의 열기로 고생하자 도제조 등이 구미청심원을 복용할 것을 청한 바 있었다. 순조 5년에 순조는 대왕대비가 음식을 먹으면 토하고 소변이 잘 안 나오는 등의 병증을 앓고 있어 이에 대해 도제조 등 여러 관원과 논의하고 우황청심원 한 알을 들이라 명한 바 있었고, 6년에는 체기로 순조가 소합원을 세 알 복용한 일이 있었다. 순조 9년에 혜경궁 홍씨(헌경왕후獻敬王后)가 기후가 미녕하고 슬픈 감정이 커서 밤새 고생하여 소합원을 달여 올렸는데 이후에도 혜경궁 홍씨는 여러 차례 소합원을 복용한 일이 있었다. 순조는 13년과 14년에 복통과 후중後重으로 사향소합원麝香蘇合元을 복용하였고, 21년에 여러 지방에 괴질이 아주 심하게 돌아 구급방으로 소합원을 준비하게 하자는 도제조의 청을 허락하였으며, 26년에 순조가 담기에 의한 체기로 소합원을 여러 제 복용한 일이 있었다.

이 외에도 『조선왕조실록』과 『승정원일기』에는 납약과 관련된 수많은 기록이 남아 있지만 대표적인 처방 몇 개를 중심으로 납약에 관한 고사를 마치고자 한다.

맺음말

코로나 시대에 전염병과 한의학을 중심어로 하여 글을 구상하면서 여러 고민이 있었지만, 역사 속에서 이를 표현하고자 했다. 의도와 달리 책 내용이 중구난방인 것처럼 보여 책이 세상에 나오면 부끄러움을 감출 수 없을지도 모르지만 용기를 내어 글을 쓰기 시작하였고, 마무리도 할 수 있었다.

생각은 많으나 생각을 글로 적는 것은 차원이 전혀 다른 일이라 글을 쓸 때마다 본인의 한계를 느끼는데, 이번에도 역시 그러하였다. 한편으로는 한의학을 알리면서도 또 한편으로는 한의학 속에 숨어 있는 흥미로운 이야기를 꺼내 보려 노력하였는데, 이에 대한 평가는 독자들에게 있음을 너무 잘 알고 있다.

조금이라도 도움이 되는 교양서가 되었으면 하며, 부족한 부분에 대해서는 독자의 많은 이해를 바라는 바다.

| 참고문헌 |

김신근(1988), 「마과회통」, 『한국의학대계(권 36)』, 서울:여강출판사.

서봉덕(2009), 「마과회통의 역사학적 연구」, 경희대학교 박사학위논문, 1~6쪽.

송지청·박영채·이훈상·엄동명(2018), 「조선 홍역 발생과 관련의서 편찬 관계 고찰」, 『한국의사학회지』 31(2).

심현아·송지청·엄동명(2011), 「『食療纂要』 中 五菜를 이용한 食治 硏究」, 『대한한의학원전학회지』 24(5).

연지혜·김정민·금가정·장아령·김상찬·송지청(2018), 「『諺解臘藥症治方』 의 납약에 대한 고찰」, 『대한한의학 방제학회지』 26(2).

최진우(2007), 「蒙叟 李獻吉의 痲疹方에 관한 연구」, 경희대학교 석사학 위논문, 15~17쪽, 19~21쪽.

홍윤정·송지청·금경수·이시형(2011), 「『食療纂要』 中 닭고기를 이용한 食 治에 대한 硏究」, 『대한한의학원전학회지』 24(5).

A. Morabia(2009), "Epidemic and population patterns in the Chinese Empire(243 B.C.E. to 1911 C.E.): quantitative analysis of a unique but neglected epidemic catalogue", *Epidemiol Infection*, 137(10), pp. 1361~1368.

許嘉璐 主編(2004).「二十四史全譯」,『新唐書(第2冊)』, 上海. 漢語大詞典出
版社. p. 1225.

역사 속의 전염병과 한의학

1판 1쇄 발행 2022년 9월 16일

지은이·송지청
펴낸이·주연선

(주)은행나무
04035 서울특별시 마포구 양화로11길 54
전화 · 02)3143-0651~3 ┃ 팩스 · 02)3143-0654
신고번호 · 제1997-000168호(1997. 12. 12)
www.ehbook.co.kr
ehbook@ehbook.co.kr

ISBN 979-11-6737-212-3 (93510)